AF666435

Edition Sternsaphir

Die Autorin **Astrid Wiesner** ist Diplom-Sozialpädagogin (FH) und ausgebildete systemische Therapeutin für Kinder und Jugendliche, Paare und Familien.

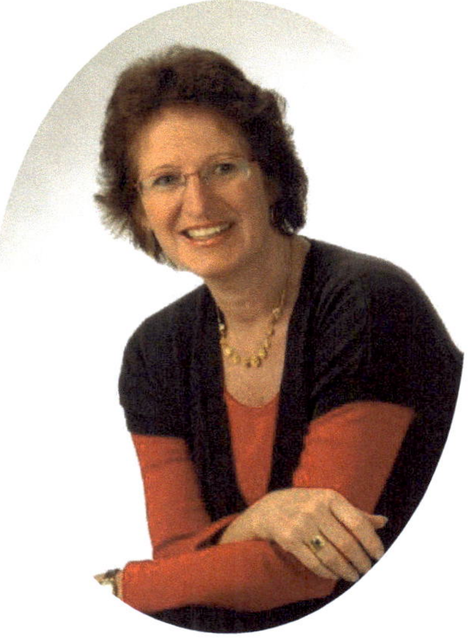

Sie ist außerdem Mitglied im Verband für Systemische Therapie und Familientherapie (DGSF) und hat an Weiterbildungen in systemischer Traumatherapie, Ego-State-Therapie und hypnosystemische Verfahren teilgenommen. Seit vielen Jahren praktiziert sie in ihrer eigenen Praxis in Waldkirchen.

Astrid Wiesner begann ihre Arbeit in Brennpunktfamilien und baute vor vielen Jahren die sozialpädagogische Familienhilfe (jetzige mobile Erziehungshilfe) auf. Nach zehn Jahren Arbeit mit und in Familien wollte sie Möglichkeiten finden, vor allem die Kinder besser zu verstehen. Sie suchte und fand in der systemischen Therapie die Grundlage. Eine Hilfe für Eltern und Kinder jeden Alters und jeder Bildungsschicht. Die Sozialpädagogin ist fasziniert von der Kompetenz der Kinder, welche in ihren Spielen und im Erleben mit ihnen sichtbar wird. Mit diesem Buch möchte sie diese Geschichten teilen und Eltern Mut machen, wahrzunehmen, hinzuschauen und auf sich und der Weisheit ihrer Kinder zu vertrauen.

Frei nach dem Motto von Ben Fuhrmann:

„Es ist nie zu spät, eine glückliche Kindheit zu haben“

© 2016 Astrid Wiesner
Umschlag, Illustration: Nadine Drexler, Astrid Wiesner und Lena

Verlag: Edition Sternsaphir, Saldenburg

Neuauflage März 2020

ISBN
Paperback 978-3-9817493-1-1
Hardcover 978-3-9817493-2-8
E-Book 978-3-9817493-9-7

Das Werk, einschließlich seiner Teile, ist urheberrechtlich geschützt. Jede Verwertung ist ohne Zustimmung des Verlages und des Autors unzulässig. Dies gilt insbesondere für die elektronische oder sonstige Vervielfältigung, Übersetzung, Verbreitung und öffentliche Zugänglichmachung.

Die Deutsche Nationalbibliothek verzeichnet diese Publikation in der Deutschen Nationalbibliografie; detaillierte bibliografische Daten sind im Internet über http://dnb.d-nb.de abrufbar.

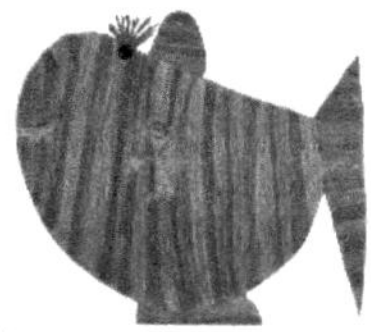

Inhaltsverzeichnis

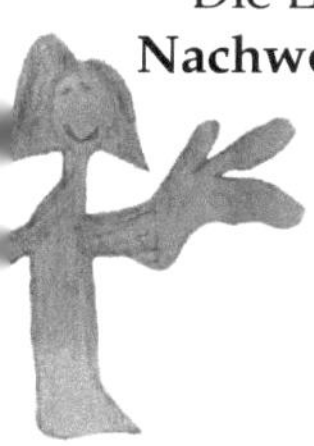

Astrid Wiesner

Einblicke in die Kinderseele

Lena und der Walfisch

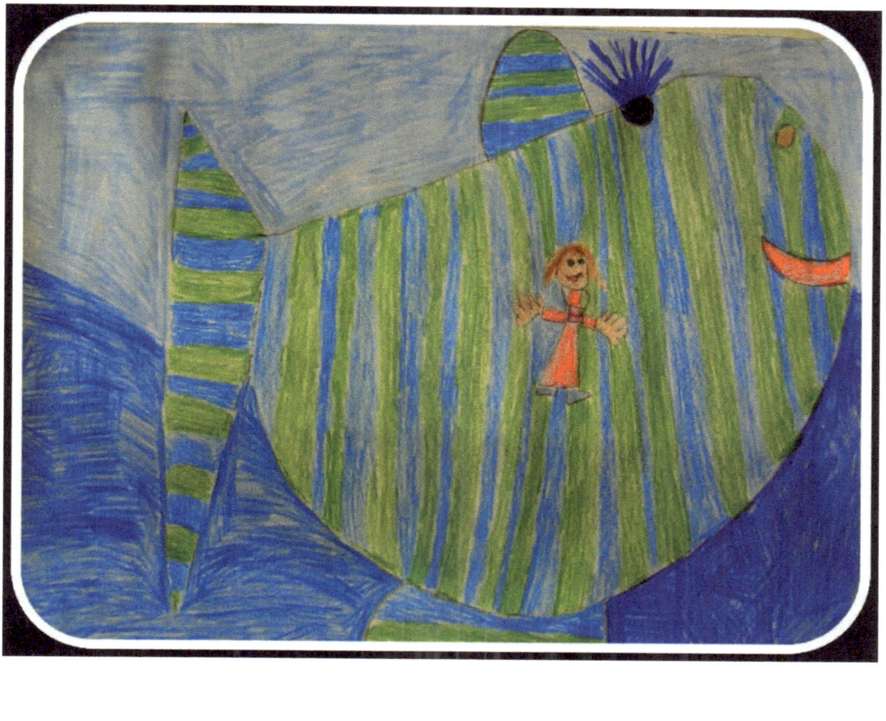

Vorwort von Petra Bartoli y Eckert

Bei einem Unfall, bei dem der Körper eines Menschen verletzt ist, ruft man den Rettungsdienst. Der gerufene Arzt und die Sanitäter versuchen, Verletzungen zu versorgen, den Körper zu verbinden, Schmerzen zu lindern und zu heilen. Das leuchtet jedem von uns ein, ist richtig und rettet Menschenleben.
Die Verletzungen, die bei sehr belastenden Erlebnissen an der Seele eines Menschen entstehen, machen sich nicht wie Platzwunden oder Knochenbrüche bemerkbar. Erst später zeigen sich diese Wunden durch Verhaltensweisen, die nicht in die Norm passen. Aber auch oder gerade für diese Wunden sind Menschen wichtig, die sich derer annehmen. Während meiner jahrelangen Arbeit mit sich anders verhaltenden oder psychisch erkrankten Kindern und Jugendlichen habe ich viele Zeichen solcher Wunden gesehen. Auf dem Weg, diese zu orten und die Auswirkungen der Verletzungen zu lindern, habe ich die Kinder und Jugendlichen begleiten können.

Glücklicherweise hatte ich dabei immer wieder die Möglichkeit, mich mit meiner sehr geschätzten Kollegin und mittlerweile lieb gewonnenen Freundin Astrid Wiesner darüber kollegial auszutauschen. Von den theoretischen Kenntnissen und praktischen Erfahrungen der Sozialpädagogin und Therapeutin durfte ich, und somit auch meine Klienten, so manches Mal profitieren. Nun freue ich mich ganz besonders, dass sie sich dazu entschlossen hat, ihre Erfahrungen und Beispiele aus der Praxis mit anderen in diesem Buch zu teilen. Ich freue mich, dass dieses Buch ein kleiner Wegweiser ist, wie Verletzungen der Seele gelindert und geheilt werden können. Und natürlich darüber, dass ich dieses Vorwort schreiben durfte.

Petra Bartoli y Eckert

•••

Wege aufzeigen

Als ich mich mit dem Gedanken beschäftigte, ein Buch über die Behandlung seelisch verletzter oder traumatisierter Kinder zu schreiben und darüber mit Bekannten sprach, meinten viele:

„Ist ein Trauma, wenn jemand stirbt oder etwas Schlimmes passiert?“

Bei großen Katastrophen, wie dem Terroranschlag auf das World Trade Center in Amerika oder dem Tsunami in Thailand, kann sich jeder vorstellen, wie traumatisch diese für die Betroffenen sind. Das gilt auch bei Unglücksfällen, Gewaltverbrechen und plötzlichen Todesfällen. Ich erlebe jedoch in der Praxis, dass seelische Verletzungen viele Gesichter haben können und die wenigsten davon erkannt werden. Aus der Arbeit mit Erwachsenen kenne ich Schilderungen wie:

„Als meine Schwester starb, war das Leben mit einem Mal vorbei. Nichts war mehr so wie vorher, es gab plötzlich niemanden mehr, der für mich da sein konnte. Ich verlor meine Fröhlichkeit und trug fortan eine große Last mit mir herum.“

Die Frau war zu diesem Zeitpunkt acht Jahre alt gewesen, als das Unglück geschah. Die Auswirkungen des damaligen Unglücks brachten sie als Erwachsene zu mir in die Praxis, wo sich sehr schnell der Bezug zum Trauma ergab. Meine Klientin traf der Tod der Schwester plötzlich und unvorbereitet, sie konnte nichts dagegen tun, fühlte sich von der Situation überfordert und war völlig hilflos. Sie fühlte sich von ihren Eltern alleingelassen und subjektiv in ihrem Leben dadurch bedroht. Beziehungen konnten plötzlich nicht mehr gelebt werden und die Eltern erstarrten in ihrer Trauer.

In einem anderen Fall brachte eine Mutter ihre 10-jährige Tochter zu mir. Das Mädchen hatte Lernprobleme, Entwicklungsverzögerungen, Konzentrationsschwierigkeiten und klammerte an der Mutter. Das Mädchen sei ein „Schreikind“ gewesen und die Mutter suchte bei Ärzten und Bekannten Rat. Man sagte ihr damals, das Verhalten sei normal und würde sich schon auswachsen. So musste das Baby täglich bis zu acht Stunden schreien und es entwickelte sich zwischen Mutter und Kind keine positive Gegenseitigkeit, „Engelskreis“ genannt, sondern eine negative Gegenseitigkeit, der „Teufelskreis“. Es kam zu keiner beglückenden Begegnung, sondern zu einer Negativspirale, die in der beschriebenen Verhaltensweise endete. Die Gründe für das Schreien wird man im Nachhinein vielleicht nicht mehr finden – sie müssen auch nicht unbedingt traumatischer Natur gewesen sein. Die Auswirkungen für die nicht geglückte Kommunikation zwischen Mutter und Kind können jedoch sehr wohl traumatischen Charakter annehmen.

Wie bedrohlich mag es für das Kind sein, ohne Hilfe zu bleiben und infolge der missglückten Interaktion mit der Mutter, sich von dieser später abgelehnt und alleingelassen zu fühlen?

Wie elend mag sich eine Mutter fühlen, wenn sie ihr Kind nicht beruhigen kann, wenn sie über einen langen Zeitraum unter Schlafmangel leidet und von dem erhofften Glück mit Kind wenig spürbar wird?

Was geschieht mit dem Partner, für den keine Kraft mehr bleibt? Es geht mir bei den Schilderungen nicht darum, jemandem die Schuld für das Geschehen zu geben, denn, wer ist verantwortlich für ein Unglück? Auch die Mama mit dem Schreikind wollte eine gute Mama sein und wünschte sich, ihr Kind beruhigen zu können. Sie hatte alles getan und konnte dennoch keine Hilfe finden.

Ich wende mich in diesem Buch ganz bewusst auch den vielen kleinen Katastrophen zu, die einzeln genommen noch keine dauerhaften seelischen Wunden hinterlassen, aber in der Summe traumatische Auswirkungen haben können.

Ich möchte beschreiben, was geschieht, wenn die Entwicklung eines Kindes unterbrochen wird und wodurch es passiert ist. Ein Trauma unterbricht die Entwicklung, aber nicht jeder Stress ist Trauma und nicht jedes Trauma hinterlässt dauerhafte Schäden.

Vor allem: Was erlebt ein Kind als Trauma?

Die Bewertung einer Situation oder einer Erfahrung findet immer im Betrachter statt und ist von vielen Faktoren abhängig. Wie belastende und / oder verletzende Lebensereignisse verarbeitet und integriert werden, hängt von unterschiedlichen Ursachen ab. So spielt das Alter des Kindes eine große Rolle, ebenso seine Intelligenz, das jeweilige Temperament, ob dem Kind eine Bindungsperson hilfreich zur Seite steht und wie sensibel es ist.

So ist es immer wieder erstaunlich zu sehen, wie schwerstverletzte und missbrauchte Menschen ihr Leben meistern und schier Unerträgliches überstanden haben, ohne daran zu zerbrechen. Andererseits gibt es Menschen, die im Auge des Therapeuten weit weniger schlimme Dinge erleben mussten und doch viel größere Probleme im täglichen Leben aufweisen. Wir können heute davon ausgehen, dass jedes Kind einen Selbstschutz und ausreichende Selbstheilungskräfte hat, die ihm helfen, Schweres zu überstehen. Auch wurde durch Untersuchungen erkannt, wie unterschiedlich verletzlich Kinder tatsächlich sind. Der Mama mit dem Schreikind wäre vielleicht schnell geholfen gewesen, hätte man sie an eine Schreikind-Ambulanz oder an eine andere kompetente Beratung überwiesen.

Ich möchte die Leser sensibilisieren, Trauma auslösende Situationen zu erkennen und Wege aufzeigen, die Hilfe möglich machen.

Gedanken zur Säuglingsforschung der vergangenen 30 Jahre

Noch bis in die 70er Jahre ging man davon aus, dass das Ungeborene wenig bis gar keinen Schmerz verspüre, schlecht ausgerüstet für das Überleben in der Welt sei, hilflos, ohnmächtig und klein – das Kind als reines Mängelwesen. Die Geburt war ein hochtechnologisiertes Ereignis und der Arzt bestimmte den Zeitpunkt der Geburt – wann sie künstlich eingeleitet wurde. Der Geburtsvorgang wurde mit der Saugglocke oder der Zange abgekürzt, zum Teil nur zur Vorbeugung oder zu Übungszwecken.

Das Neugeborene begrüßte man mit grellem Scheinwerferlicht, sein Nasen-Rachen-Raum und Magen wurden abgesaugt und die Nabelschnur, sobald sie erreichbar war, durchtrennt. Die Kinder schrien vor Angst und Schmerz und versuchten, sich zu wehren. Man wusch sie mit kaltem Wasser ab, denn das wäre angeblich gut für die Atmung und Durchblutung, und oft schliefen die Kinder dann vor Erschöpfung ein. Danach brachte man sie separat von der Mutter im Säuglingszimmer unter und fütterte sie nach der Uhr im 4-Stunden-Rhythmus.

Der französische Arzt und Geburtshelfer Frédérick Leboyer verließ 1973 seinen Platz als Chefarzt für Geburtshilfe und Gynäkologie, weil er diese Form der Geburtshilfe nicht mehr mit ansehen konnte. Sein 1974 erschienenes Buch „Geburt ohne Gewalt“ löste weltweit ein Umdenken aus. Er schrieb:

„Was bedeutet das Schreien des Neugeborenen?
Dass die Reflexe normal sind?
Dass die Maschine funktioniert?
Sind denn die Menschen nur Maschinen?
Drückt weinen nicht auch Leid aus?

Könnte es nicht sein, dass das Baby ungeheuren Schmerz empfindet und deshalb so brüllt?
Vielleicht ist die Geburt für das Kind ebenso schmerzhaft, wie sie für die Mutter war?
Und wenn das so ist, wer kümmert sich darum?
Niemand, fürchte ich, wenn ich sehe, wie wenig umsichtig unsere Kinder bei ihrer Ankunft behandelt werden. So tief ist die Vorstellung verwurzelt, so festgefahren die Meinung, dass das Neugeborene etwas ist, das nicht fühlt, etwas, das nicht hört, etwas, das nicht sieht. Wie kann ‚Etwas' Kummer haben?
Es schreit, es brüllt und das ist alles. Mit anderen Worten:
Es ist ein Objekt. Wenn es nun nicht so wäre, wenn es überraschenderweise schon eine Person wäre...?"

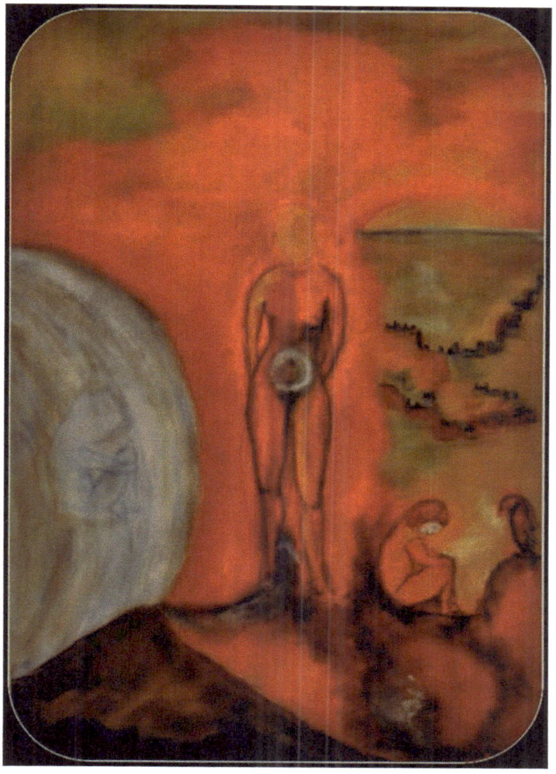

Die vergangenen 25 Jahre haben durch neue bildgebende Darstellungen und Untersuchungsmöglichkeiten bahnbrechende Ergebnisse in der Säuglingsforschung hervorgebracht.

Durch Martin Dornes („Der intelligente Säugling“) und Daniel Stern („Die Lebenserfahrung des Säuglings“) erfahren wir über die vielen Fähigkeiten, Neigungen und Möglichkeiten des Ungeborenen und Neugeborenen mit seinen Bezugspersonen in Kontakt zu treten und sich auszutauschen. Welche Situationen kann ein ungeborenes oder neugeborenes Kind als belastend erleben und welche Möglichkeiten hat ein Neugeborenes schmerzhaftes Erleben mitzuteilen?

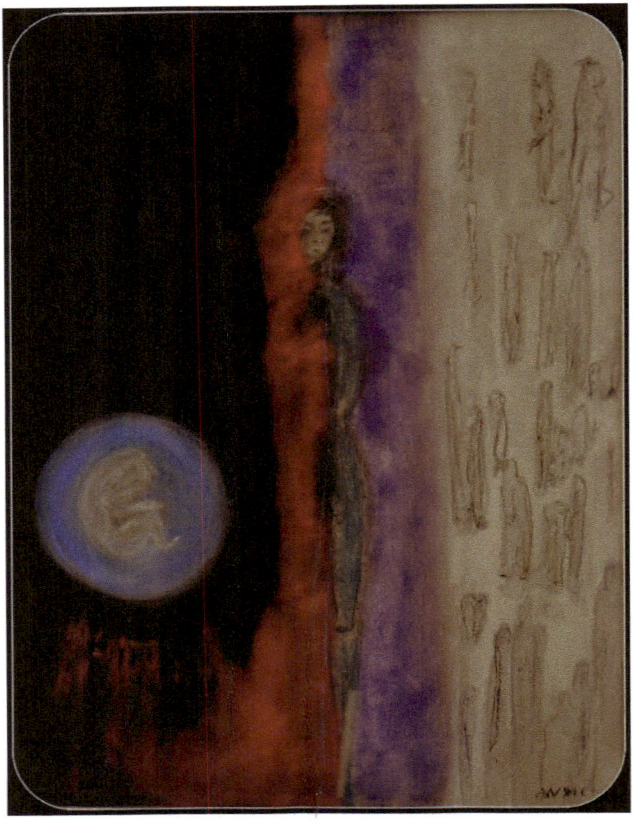

Die Neurophysiologie hat festgestellt, dass die Gehirnregion, in welcher Traumata gespeichert werden, bereits in der 12. Schwangerschaftswoche ihre Funktion aufnimmt und spätestens ab diesem Zeitpunkt alles, was die Mutter erlebt, auch vom Kind erlebt wird. Dies gilt insbesondere auch während der Geburt.

Angefangen vom Umgang mit vorzeitigen Wehen, der Berechnung des Geburtstermins und einer möglichen medikamentösen Einleitung, bis hin zur instrumentalen oder operativen Geburtshilfe, wird alles vom Kind miterlebt und unterschiedlich empfunden. All das wirkt sich prägend auf die frühe Bindung zur Mutter aus.

Bindung ist das angeborene Streben eines jeden Neugeborenen nach emotionalen Beziehungen, welches bis ins hohe Alter vorhanden bleibt, (John Bowlby, brit. Kinderarzt). Dieses Streben sichert uns Schutz, Halt, körperliche und seelische Nahrung und ist unerlässlich für eine positive Persönlichkeitsentwicklung. Bereits im ersten Lebensjahr prägt sich ein Bindungsmuster heraus, das je nachdem, was das Kind erfährt,

sicher gebunden,
unsicher - vermeidend gebunden,
unsicher - ambivalent gebunden oder
desorganisiert / desorientiert gebunden
sein kann, (1971, Mary Ainsworth).

Aus der Traumaforschung wissen wir, dass der größte Schutz für Kinder eine sichere Bindung ist. Sie hilft den Kindern schmerzhafte, verletzende oder traumatische Situationen, ohne Folgen zu überstehen.

Die nonverbale Kindersprache verstehen

Wie kann sich ein Kind mitteilen?

Betrachtet man ein Neugeborenes, so kann es schreien und mit seiner Gestik, Mimik und Körperspannung uns Mitteilungen machen. Es vermag den Kopf wegzudrehen, zu schlucken, zu saugen und unseren Blick zu suchen. Die Verständigung zwischen Mutter und Kind funktioniert lange Zeit ohne Worte mittels Körpersprache, Signalen und dem Babytalk, dem bestimmten Singsang, in den jede Mutter automatisch verfällt, wenn sie sich mit ihrem Neugeborenen unterhält.

Mechthild Papousek („Vom ersten Schrei zum ersten Wort", 1994) beobachtete, dass der Säugling innerhalb von 0,2 Sekunden eine Antwort auf seine Signale erwartet, andernfalls frustriert ist. Das Kind ist zu Wahrnehmungen in allen Sinneskanälen fähig, kann menschliche Gesichter und Stimmen unterscheiden und hat ein Selbstempfinden (Innen- und Außenwahrnehmung).

Betrachten wir zunächst die Grundbedürfnisse eines Kindes:
Es benötigt ***Versorgung*** mit Liebe, Nahrung und Wärme – es braucht ***Geborgenheit*** im Sinne von Sicherheit und Schutz. Das Kind möchte ***gehalten*** und gesehen werden, sich anvertrauen, Form bekommen, Beziehungen gestalten, sich verlassen können und es braucht für all das ***Grenzen***, welche die Ebene der Großeltern, Eltern und Kinder voneinander trennt, die Familie von ihrem Umfeld abgrenzt, die Stufen der Entwicklung definiert und die Erziehung deutlich macht. Wie viel Versorgung, Schutz, Halt und Grenzen es braucht, unterscheidet sich vom Temperament des Kindes und ist bei jedem unterschiedlich. Ein introvertiertes Kind benötigt vielleicht eher eine Anregung als ein extrovertiertes Kind, für das manche Anregung schon zu viel sein kann.

• • •

Die einen Kinder brauchen mehr Schutz, Sicherheit und Zärtlichkeit, um sich geborgen zu fühlen, andere sind mit weniger schon zufrieden. Wobei es natürlich immer auch auf die jeweilige Situation ankommt, wie viel Unterstützung ein Kind benötigt. Untersuchungen haben gezeigt, dass eine positive Entwicklung dann wahrscheinlich ist, wenn Eltern eine hohe sensitive Responsivität ihrem Kind gegenüber zeigen. Damit ist die Fähigkeit der Eltern gemeint, intuitiv zu reagieren und die Signale des Kindes

- • richtig wahrzunehmen
- • richtig zu interpretieren
- • prompt und
- • stimmig zu reagieren.

Dies setzt voraus,

- • sich durch das Kind leiten zu lassen
- • es zu beobachten und sich aufmerksam zurückzuhalten
- • sich immer wieder in den Zustand des Kindes hineinzuversetzen und
- • diesem einfühlsam nachzuspüren.

Auf diese Weise ist es möglich, rechtzeitig zu erkennen, wann das Kind Unterstützung benötigt, ohne es permanent zu kontrollieren und zu steuern.

Im Gegensatz zur Überfürsorge nehmen feinfühlige Eltern ihrem Kind nichts ab, was es selber tun könnte, und fördern hierdurch sein Selbstbewusstsein und sein Selbstvertrauen.

Körpersignale und Fähigkeiten des Babys

Schreien und Lautäußerungen

Diese können Ausdruck von Schmerz, Stress, Spannung und Frustration sein oder ein Bedürfnis anzeigen. Sie zeigen Energie oder Erschöpfung, Wut oder Verzweiflung - je nach Intensität. Zunächst stellt das Kind über das Schreien den Kontakt zur Mutter / Bindungsperson her, mit dem Ziel, Hilfe für die eigenen Bedürfnisse zu erhalten. Mit Schreien tritt das Kind mit uns in Verbindung, bis es andere Mitteilungsmöglichkeiten gefunden und entwickelt hat. Schreien hilft, Spannungen zu reduzieren, und ist auch bei älteren Kindern ein sehr brauchbares Mittel, um Mitteilungen zu machen. Selbst Erwachsene nutzen den Schrei auf unterschiedliche Weise. Wie befreiend ist es z. B., alleine im Wald zu schreien! Unabhängig vom Alter und Entwicklungsstand einer Person verwenden wir Schreien als Signal, um Stress und auch traumatischen Stress zu zeigen. Wir kennen alle Aussagen wie:

„Es hat mir die Sprache verschlagen“ oder „Ich konnte nichts mehr sagen“.

Wenn Kinder in Not sind, Aufmerksamkeit auf sich lenken wollen, Hilfe brauchen und auf Missstände hinweisen, verwenden sie Schreien oder das Gegenteil – Schweigen.

Blickkontakt

Er bedeutet, das Kind sucht den Kontakt und ist bereit zu einem Austausch mit der Bezugsperson. Jetzt kann eine Unterhaltung entstehen, nun ist es aufnahmebereit für Informationen und neues Lernen. Schon gleich nach der Geburt kann das Neugeborene den Blickkontakt halten oder für sich beenden. Nonverbal unterhält es sich mit seiner Mutter in der dazu typischen Baby- oder Ammensprache.

Der Blickkontakt ist für einen Säugling ein sehr anregender Stimulus. Wird dieser für das Kind zu viel, reguliert es sich selbst, indem es den Blick abwendet.

Die Dauer der Kontaktbereitschaft richtet sich nach dem Alter des Kindes. Daniel Stern hat in seinen Forschungen belegt, wie der Austausch und die Kommunikation vom Kind gesteuert werden. Hat es sensible Eltern, welche die Signale richtig wahrnehmen, richtig interpretieren, prompt und stimmig darauf reagieren, kann der Säugling eine sichere Bindung aufbauen und sich optimal entwickeln. Eine gelungene frühe Eltern-Kind-Interaktion ist wesentlich für die gesamte emotionale und soziale Entwicklung des Menschen und bestimmende Grundlage für alles weitere Lernen.

Blickabwendung oder Vermeidung

Der Säugling kann seinen Kopf wegdrehen und so seinen Willen bekunden. Das kann heißen: „Mir wird das zu viel".
Er schützt sich so vor Reizüberflutung. Es kann aber auch bedeuten, dass er mit sich selber beschäftigt ist oder etwas anderes seine Neugier fesselt. Säuglinge kommen mit einem ausgeprägten Interesse an allem, was sie erfahren und lernen wollen, auf die Welt (1998, Stern). Sie entscheiden auch, mit wem sie Kontakt haben wollen und mit wem nicht. Das Kind wendet den Blick ab und dreht den Kopf zur Seite, wenn es mit jemandem nicht in Kontakt treten will. Das zeigt sich deutlich bei manchen Kinderarztbesuchen!

Mit zunehmendem Alter wird der Ausdruck der Augen differenzierter und die Bedeutung des abgewendeten Blickes vielfältiger, das Grundschema bleibt jedoch erhalten. Im schlechtesten Fall vermeiden sie den Kontakt, weil sie keine positiven Rückmeldungen mehr erwarten. Verlassene Kinder, die keine sichere Bindung angeboten bekommen haben, resignieren mit der Zeit und schützen sich so vor neuem Schmerz.

Sie ziehen sich in sich zurück.
Dieses Muster zeigt sich auch bei älteren Kindern:
Sie nehmen keinen Blickkontakt, z. B. bei der Begrüßung, auf. Diese Kinder können zunächst im Kindergarten oder der Schule unauffällig sein, da sie in sich zurückgezogen sind und nicht stören. Ein Kind, das dauerhaft den Blick vermeidet, braucht dringend Hilfe, da es sich vor sozialen Kontakten schützt und damit von einer normalen positiven Entwicklung ausgeschlossen bleibt.

Mimik

Bereits ein Neugeborenes verfügt über eine ausgeprägte Mimik, womit es bereits von Anfang an Neugier und Lust oder Abwehr und Unlust signalisieren kann. Ein verdrießlicher Gesichtsausdruck oder Müdigkeitssignale bedeuten mangelnde Kontaktbereitschaft.

Die Mimik bleibt das ganze Leben wesentlicher Bestandteil der Kommunikation. Wurden wir als Säugling richtig verstanden, vermögen wir auch später eindeutig zu kommunizieren, d. h., der Inhalt einer Botschaft, also das gesprochene Wort, stimmt mit der Mimik, dem Tonfall, dem Ausdruck und der Körperspannung überein. Wie wichtig das ist, zeigt uns die Kenntnis, dass von einer Botschaft nur 27 % aus den gesprochenen Wörtern besteht, der Rest ist nonverbal!

Körper- und Muskelspannung

Zunächst kann der Säugling nicht weglaufen, sondern ist hilflos. Mit seiner Körperspannung kann er jedoch schon relativ früh seinen Unwillen, seine Überforderung oder Freude bekunden. Er kann sich steif machen, sich wegdrehen oder mit dem Arm versuchen, etwas abzuwehren. Mit ausgeglichen Bewegungen und mittlerer Muskelspannung bekundet er seine Freude. Das Baby strampelt, wenn die Mutter kommt, es anspricht oder mit ihm spielt.

Schon die erste Untersuchung nach der Geburt wertet die Muskelspannung als ein wichtiges Lebenszeichen, was Auskunft über die Vitalität des Säuglings gibt. Ein schlaffes Kind ohne Körperspannung ist in einem bedrohlichen Zustand.

Später fallen uns Kinder eher auf, wenn sie sich zu viel bewegen, ständig in Aktion sind und sich nicht mehr ruhig halten können. Sie sind nicht mehr in der Lage, sich selbst zu „regulieren“ und zu beruhigen.

Nahrungsaufnahme

Das Baby kann schlucken, saugen, spucken oder die Nahrung verweigern. Dies kann es genüsslich, ungeduldig, gelangweilt oder angespannt machen.

Die Nahrungsaufnahme ist in der Regel mit einer intimen Zweisamkeit gekoppelt, die u. a. sinnlich und beruhigend ist. Die erste Phase der Entwicklung wird **orale Phase** genannt (siehe Piaget), da alles, was das Kind erfährt und befühlt, über den Mund verspürt wird.

Kommt es bei der Nahrungsaufnahme zu Störungen, kann der Säugling im schlimmsten Fall eine Gedeihstörung entwickeln, die lebensbedrohend werden kann. Gerade Frühchen, die lange Zeit mit der Sonde ernährt werden mussten, können hier betroffen sein.

Probleme beim Essen dienen auch bei älteren Kindern als gutes Muster, Aufmerksamkeit zu erhalten, sich aus Kummer Speck anzufuttern und damit seelische Nöte deutlich zu machen (Magersucht, Bulimie), Druck in der Schule zu verringern oder sich durch „unappetitliches“ essen, schmatzen usw., mitzuteilen. In der Pubertät sind sie hier besonders kreativ.

Musterbildung

Als Muster bezeichnen wir unbewusste Regeln, die unser Leben bestimmen und durch die frühe Mutter-Vater-Kind-Beziehung entstanden sind. Zum besseren Verständnis bitte ich Sie, sich Folgendes vorzustellen:

Ein zwei Monate alter Säugling liegt auf der Wickelkommode und die Mutter spricht mit ihm. Das Kind ist aufnahmebereit, d. h., es schaut sie an, seine Fäustchen sind locker geschlossen, es zeigt eine lockere Körperspannung, ausgeglichene Bewegungen und reagiert mit einer positiven Vokalisation. Nach einer Weile dreht das Kind den Kopf weg ...

- ❖ Die Mutter wartet geduldig, beobachtet aufmerksam und zurückhaltend, was ihr Kind macht, freut sich, wenn es wieder den Blick aufnimmt und das Spiel beginnt von vorne. Die Mutter hat sich hier vom Kind leiten lassen und konnte abwarten, bis es wieder zum Kontakt bereit war.
- ❖ Eine andere Mutter kann in dieser Situation nicht abwarten, sondern versteht die Signale falsch. Sie denkt vielleicht: „Was siehst du, was lenkt dich ab?“, und sie bewegt ihr Gesicht in das Gesichtsfeld des Säuglings, sodass er sie ansehen muss.
- ❖ Eine weitere meint, ihrem Kind sei langweilig und sie fängt an, die Aufmerksamkeit des Kindes aktiv auf sich zu lenken.
- ❖ Eine vierte Mama fühlt sich ausgeschlossen und reagiert traurig auf die Blickvermeidung.
- ❖ Eine Fünfte hält den Kopf des Kindes gleich fest, damit es sich nicht wegdrehen kann.

In vier dieser Beispiele wird dem Säugling die Möglichkeit genommen, sich selbst zu regulieren und zu beruhigen, bis er das Spiel mit der Mutter wieder aufnehmen kann.

• • •

Nicht die Mutter lässt sich durch ihr Kind leiten, sondern das Kind lernt, es ihr recht zu machen, für die Mama zu sorgen, sich um sie zu kümmern.

Diese Muster werden nicht bewusst angewendet und von der Mutter auch nicht wahrgenommen. Erst ein unbeteiligter Dritter kann hier hilfreiche Rückmeldungen geben. Diese für Mutter und Kind typische Form der Unterhaltung findet viele Male am Tag statt und prägen das spätere Bindungsmuster.

Im ersten Fall hat das Kind gelernt, sich auf die Mutter zu verlassen, es weiß: „Sie ist da, lässt mich aber selber entwickeln. Ich darf ausprobieren, Fehler machen und wenn es gar nicht mehr geht, hilft sie mir, eine Lösung zu finden."

In den anderen Fällen fühlt sich das Kind immer wieder in seinem Bestreben unterbrochen und genötigt, auf die Mutter zu reagieren. Dies kann zu einer höheren Erregbarkeit und zu Dauerstress beim Säugling führen.

Die Begegnung und der Austausch mit den Bezugspersonen in der frühen Kindheit ist nicht nur verantwortlich für die Entstehung einer Beziehung und Entwicklung des Bindungsmusters, sondern ist auch verantwortlich für die Entstehung von Gefühlen. So entstehen Lust- und Unlustzustände und später differenziertere Gefühle.

Diesen Übertragungsprozess untersuchte man am Beispiel einer simulierten Depression. Hier wurden die Mütter gebeten, zuerst normal auf die Signale ihres Kindes zu reagieren und danach mit einem ausdruckslosen Gesicht („still face procedure") – also nicht zu reagieren. Zunächst versuchte der Säugling, das Verhalten seiner Mutter wieder zu normalisieren, z. B. durch vermehrte Aktionen. Reagierte diese nicht, zog sich der Säugling schließlich zurück:

Die Atmung wurde flach, manche blieben einfach liegen, andere fingen an, zu schreien, wieder andere beließen es beim Abbruch des Blickkontakts. In den meisten Fällen simulierter Depression der Mutter folgte schließlich ein Rückzug des Säuglings („Die frühe Kindheit", Martin Dornes).

Ein anderes, sehr deutliches Muster konnte ich selber einmal beobachten. Während meiner Arbeit mit Pflegekindern erlebte ich einen kleinen Jungen, der sehr früh seine Mutter durch einen Unfall verloren hatte und danach lange Zeit im Krankenhaus alleine verbringen musste. Das Kind war ca. eineinhalb Jahre alt und strahlte jeden Menschen an, der ihm begegnete. Man möchte meinen, ein glückliches Kind vor sich zu sehen, dabei hatte der Junge nur Folgendes gelernt: Weinte er viel im Krankenhaus, reagierten die Schwestern irgendwann nicht mehr sofort auf ihn oder blickten ihn ebenso traurig und ernst an wie er sie. Lachte er aber, sobald jemand in der Nähe war, bekam er viel mehr Kontakt und Aufmerksamkeit. So entstand „Das Muster des ewig lachenden Kindes". Mit seiner wirklichen Befindlichkeit hatte das allerdings nichts zu tun!

Was ist Systemische Therapie?

Der systemische Ansatz wird im Fachlexikon der sozialen Arbeit als „neue Art, die Welt zu sehen und zu kategorisieren“ beschrieben. Nicht mehr das Denken, wer die Ursache kennt, könne die Wirkung verändern und damit eine Problemlösung herbeiführen, ist vorrangig, sondern die Betrachtung des Zusammenspiels der verschiedenen Systeme, wobei alle zusammenhängenden und voneinander abhängigen Elemente als System zu verstehen sind. So kann das Zusammenspiel des menschlichen Organismus ebenso wie die Organisation des Menschen bezüglich seiner Entwicklung und Fähigkeiten als System betrachtet werden.

Der Beginn der systemischen Therapie ist eng mit der Familientherapie verbunden und reicht weit in die 50er Jahre zurück. Es sind im Laufe der Zeit verschiedene Modelle und Ansätze entwickelt worden, die sich auf die Wirkungsweise der Systeme beziehen und Ressourcen- oder Zielorientierung gemeinsam haben. Es geht nicht mehr darum, ein Problem zu erklären und Ursachen dafür zu finden, sondern neue Wege zu suchen und die Summe der Möglichkeiten des Einzelnen zu vergrößern. Wir betrachten, mit welchen Mitteln der Klient bisher versucht hat, sein Problem zu lösen, benennen die Kompetenz, die darin liegt, und verwenden sie als Ressource.

Virginia Satir war eine Meisterin in der Umdeutung von Symptomen. Ein Kind, welches einnässt, hat eine Möglichkeit gefunden, Druck abzulassen. Der Blick richtet sich nicht auf ein Defizit: „Du kannst das nicht!“, sondern auf eine Fähigkeit:
„Du hast eine gute Möglichkeit für dich gefunden!“.
Für mich ist die Wirkung positiver Rückmeldung immer wieder erstaunlich und gerade bei Jugendlichen der reinste Türöffner.

Oft kommen sie von ihren Eltern „mitgeschleift" in die Praxis und erwarten dort eine nochmalige Verstärkung der Klagen der Eltern. Stattdessen hören die Kinder dann, zu welchen Leistungen sie in der Lage sind und wie gut sie für sich sorgen können. Wir gehen davon aus, dass niemand ein problematisches Verhalten zeigt, ohne einen Nutzen davon zu haben. Dieser Nutzen ist zunächst unbewusst, kann aber erkannt und anders verwendet werden. Symptome werden als Lösungsversuche mit untauglichen Mitteln gesehen. Wird der Wert des Symptoms erkannt, können die Mittel verändert und andere Lösungen gefunden werden. In der Praxis der systemischen Arbeit mit Kindern bedeutet das, jedes Kind wird im Kontext seiner Familie, seines Umfeldes und seiner gesamten Lebenssituation betrachtet.

Wie konnte sich das Kind bisher selber regulieren, welchen Platz nimmt es innerhalb der Familie ein und wie gestaltet die Familie ihr Miteinander? Wie wurden schwierige Situationen gemeistert und was hat wem geholfen?

So ist eine die Familie ersetzende Therapie – hier kommt das Kind alleine in die Therapie – eher die Ausnahme denn die Regel. Dies wird schon beim Erstgespräch deutlich. Wird ein Kind angemeldet, lade ich zum ersten Termin die ganze Familie ein. Diese wird als „Kompetenzteam" gebeten, an einer neuen Zukunftsvision zu arbeiten. Diese Vorgehensweisen helfen, zu erkennen, wer das Problem hat. Oft reagiert ein Kind als Erstes, wenn innerhalb der Familie ein belastendes Ungleichgewicht entstanden ist. Kinder reagieren in der Regel zuerst, weil sie am wenigsten Kompensationsmöglichkeiten haben. Sie machen damit auf ein Problem aufmerksam, ohne selbst das Problem zu haben. Die verbalen und nonverbalen Informationen, welche mir während der Sitzung mitgeteilt werden, führen häufig zu einem völlig neuen Beschreiben der zu verändernden Situationen und manchmal sogar zu einer Lösung der Problematik.

So wurde mir z. B. ein 12-jähriger Junge vorgestellt, der seine festen Ausscheidungen noch nie kontrollieren konnte. Es lagen keine organischen Ursachen für die Störung vor, auch hatte er sich bis dahin regelrecht entwickelt. Ich bat die Familie zum Ersttermin. Es stellte sich während des Gespräches heraus, dass es sich um ein Thema zwischen Mutter und Sohn handelte.

Ferner zeigte sich, dass Vater und Sohn sehr ähnlich vom Temperament waren. Beide waren eher ruhig und introvertiert, sie verstanden sich bestens im Schweigen. Die Mutter war eher extrovertiert, redete gern und viel und fühlte sich im Mittelpunkt stehend wohl. Sie verstand das Schweigen ihres Kindes nicht, fühlte sich ausgeschlossen und von ihm abgelehnt. Ihr Sohn wusste nicht, wie er sich „richtig" verhalten sollte, um seiner Mutter zu gefallen. Er liebte sie, wollte anerkannt und gesehen werden.

Beide hatten aufgrund ihrer Unterschiedlichkeit, Probleme in Kontakt zu treten und sich nahe zu sein. Jede Erkenntnis ist subjektgebunden (1982, H. Maturana), was heißt, die Bewertung eines Verhaltens nimmt der Betrachter vor und kann somit nicht objektiv sein. Im oben genannten Fall führte die Bewertung des Einzelnen zur Ablehnung des Anderen.

Die Lösung hatte die Familie bereits mitgebracht, indem alle betreffenden Personen anwesend waren. Ich fragte die Mutter, wie sie sich denn mit ihrem Mann verständigen könne und wie seine ruhige Art auf sie wirke. Sie dachte ein wenig nach und wurde dann sehr lebendig. Es fanden sich auf einmal viele positive Seiten des Schweigens, wodurch sie auch das Verhalten ihres Sohnes wertschätzen konnte. So wie sie sich mit ihrem Mann verbunden fühlte, konnte sie nun auch mit ihrem Sohn in Kontakt treten. Damit wurde das Symptom überflüssig und verschwand von alleine. Es waren keine weiteren Termine mehr nötig.

• • •

Das Einkoten des Sohnes bedeutete Druck ablassen, deutliche Zeichen seiner Not setzen und wahrgenommen werden, wenn auch im negativen Sinn. Als „stiller“ Junge hatte er nicht die Möglichkeit, sein Leiden herauszuschreien und verbal darauf aufmerksam zu machen.

Anders ist die Situation, wenn sich in der Familiensitzung herausstellt, dass das Kind ein Problem hat. Hier komme ich nicht ohne eine Anamnese aus, in der die wesentlichen Ereignisse und Entwicklungsschritte im Leben des Kindes erfragt werden. Je nach Alter und der Art der Störung bietet sich ein unterschiedliches Setting an.

Musste das Kind Verwahrlosung, Gewalt oder Missbrauch erleiden? Hat es bereits chronische Probleme entwickelt? Wurde es lange alleine gelassen oder von den Eltern abgelehnt und abgegeben?

Dann bietet sich eher eine Arbeit mit dem Kind alleine an. Das Gleiche gilt für Kinder in schwierigen Familiensituationen wie Familien, die sich in Trennungs- und Scheidungssituationen befinden, Alkoholikerfamilien oder in Familien, in denen die Eltern durch besondere Ereignisse so belastet sind, dass sie momentan den Kindern nicht mehr in geeigneter Weise zur Verfügung stehen können.

Mit Jugendlichen ab der Pubertät kommt es auf die Problematik an. Es ist sowohl Einzelarbeit als auch die Arbeit mit der ganzen Familie oder Teilen davon denkbar.

Ein Mutter-/Vater-Kind-Setting bevorzuge ich bei sehr kleinen Kindern, wenn ich ein Geburtstrauma vermuten kann, es sich um ein „Schreikind“ handelt, das Kind vor kurzem in eine Pflegefamilie kam oder eine einmalige Traumatisierung vorliegt.

Kinder - Einzeltherapie bewährt sich in folgenden Fällen:

- • Verwahrlosung
- • Gewalt
- • Inzest
- • schweres Entwicklungstrauma
- • Kinder aus Alkoholikerfamilien
- • abgelehnte Kinder
- • Kinder mit chronischen Problemen
- • Kinder in Trennungs- und Scheidungssituation
- • Kinder ab der Pubertät.

Eltern-Kind-Therapie ist hilfreich bei:

- • frühkindliche Regulationsstörung
- • Geburtstrauma
- • Pflegekind, kurz nach Inpflegenahme
- • einmaliges traumatisches Ereignis
- • bei Kindern unter sechs Jahren.

Das Kind in der Therapie

Wie kaum eine andere Therapieform lebt die systemische Therapie von der Sprache, der Moderation der erzählten Geschichte und der unterschiedlichen Bedeutung der angewendeten Kommunikation. Dies mag bei älteren Kindern möglich sein, kann jedoch häufig gerade bei Kleinkindern nicht zur Anwendung gebracht werden.

Die Ebene der Kinder sind das Spiel, die Fantasie und die Kreativität. Sie spielen, was sie belastet und zeigen ihre Not durch ihr Tun.

Begleite ich ein Kind, zeigt es mir durch die Art und Weise, wie es mit mir in Kontakt tritt, mit mir kommuniziert und auf mich reagiert, wo die Entwicklung nicht regelrecht vollzogen wurde oder es zur Unterbrechung kam.

Lösungen werden zunächst im Spiel und in der Fantasie erprobt und Gefühle werden miteinander erlebt, benannt und integriert. Um gerade Kleinkindern oder solche, welche sich verbal nicht mehr oder noch nicht mitteilen können, zu verstehen, ist u.a. die Kenntnis und Anwendung der präverbalen Sprache notwendig. Die Signale begleiten alles Tun und Sein in der Therapie.

Wie in der ersten Interaktion und Kommunikation mit der Mutter und ihrem Kind kann auch hier ein berührender und verstehender „Sing-Sang“ entstehen, in dem unterbrochene Entwicklungen wieder aufgenommen und neue Erfahrungen zugelassen werden können.

Die präverbalen Signale sind hilfreich, um erneut in Kontakt zu kommen.

Lena und der Walfisch

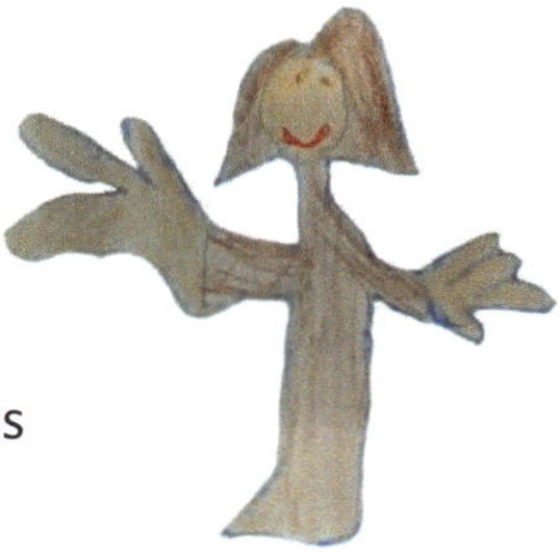

Ein Beispiel für ein einmaliges Trauma möchte ich mit der Geschichte der Titelträgerin dieses Buches, „Lena und der Walfisch“, erzählen.

Lena war ein 8-jähriges Mädchen, das in die zweite Klasse ging. Eines Tages gab es in der Schule einen Feueralarm, denn es brannte und schwelte im Keller. Grund genug, alle Kinder nach Plan und wie so oft geübt, in Gruppen aus dem Schulhaus heraus auf den Pausenhof zu führen. Dort stand Lena, zusammen mit ihrer Schwester, die in die vierte Klasse ging, und vielen anderen Kindern, allerdings ohne ihre Lehrerin. Diese war als Sicherheitsbeauftragte mit der Klärung der Angelegenheit im Schulhaus unterwegs. Nach einer geraumen Zeit konnte der Schwelbrand gelöscht werden und die Kinder in ihre Klassenzimmer zurückgehen. Die Mutter von Lena erzählte mir später, sie habe erst am Abend und dann auch nur von der älteren Schwester erfahren, dass Lena die ganze Zeit geweint habe und sich nicht beruhigen konnte.

Zunächst verhielt sich Lena wie immer, erst im Laufe der Zeit entwickelten sich bei ihr Symptome. Sie hatte Angst, die Schule brenne ab und machte sich Sorgen, was denn dann mit den Schulbüchern und anderen Sachen passieren würde. Sie konnte nicht mehr schlafen, aus Sorge, daheim könne es auch brennen. Es tauchten Ängste auf, ihren Eltern könne etwas passieren und sie wäre dann ganz alleine. Lena hatte nur noch Angst und konnte sich in der Schule nicht mehr konzentrieren. Als dann kurz darauf noch einmal ein Probealarm in der Schule unangemeldet durchgeführt wurde, konnte sie nicht mehr in die Schule gehen.

Die Mutter bat mich um Hilfe und kam kurz darauf zusammen mit ihrer Tochter in meine Praxis.

Sowohl die Mutter als auch Lena waren mir aus verschiedenen Gruppen und Vorträgen bekannt, sodass eine vertrauensvolle Basis schon zu Beginn der Stunde vorhanden war. Das Mädchen erzählte frei und konnte sich gut ausdrücken. Zuerst ging es darum, was sie jetzt belastete und was sie sich von mir wünschte. Ich fragte, was in der Zeit vor und nach dem Feueralarm gewesen war, welche Ereignisse gut waren und ihr Freude gemacht hatten, ob es belastende Situationen gegeben hatte und wie Lena diese bewältigt hatte. Lena erzählte mir, dass kürzlich ihr Hund an Altersschwäche gestorben sei und dass sie alle sehr traurig waren. Wir unterhielten uns über Gefühle, wie sie sich anfühlten und wo Lena sie spürte.

Gab es welche, die sie belasteten?
Konnte sie ihre Gefühle gut unterscheiden?
Was machte Lena, wenn es ihr nicht gut ging, wenn sie wütend oder traurig war oder Gefühle hatte, die sie nicht benennen konnte oder welche, die sie ganz durcheinander sein ließen?

Lena konnte alle Fragen sehr klar und für ihr Alter erstaunlich präzise beantworten. Sie wusste sich Hilfe zu holen und ihre Anliegen klar zu formulieren. Ich stellte dem Mädchen die Imagination „Die Reise zum sicheren Platz" vor und beschrieb ihr die Methode und den Sinn der Übung. Außerdem erklärte ich ihr in einfachen Worten, was ein Trauma sei und welche Symptome daraus entstehen können, wenn es nicht verarbeitet und integriert werde. Ich lud Lena zu einer gemeinsamen Fantasiereise ein und bat sie, sich einen guten Platz ihrer Wahl im Raum zu suchen.

Sie erhielt folgende Anweisungen:
„Mach es dir gemütlich, du kannst sitzen oder liegen. Wenn du deine Mama ganz nahe bei dir haben willst, dann zeige ihr genau, wie du es haben willst. Du kannst die Augen offen lassen oder auch schließen.

Wenn du willst, kannst du mir mitteilen, wo du auf deiner Reise gerade bist und mich an deinen Bildern teilhaben lassen, du kannst aber auch die Reise für dich alleine machen.

Wenn du am ‚sicheren Ort' angekommen bist, wirst du dort hilfreiche Figuren finden. Es wird ein Wesen für deinen Schutz auf dich warten und dein innerer Ratgeber sein. Diese Gestalten können Tiere, Menschen, Feen, Engel, Zwerge, Sterne oder Wesen deiner Vorstellung sein. Du wirst dich gut mit ihnen verstehen. Sie werden dich auch auf deiner Reise begleiten und wann immer du willst, für dich da sein. An deinem ‚sicheren Ort' gibt es einen besonderen Platz, wo sich ein fest verschließbarer Safe befindet, zu dem nur du den Schlüssel oder die Zahlenkombination kennst. Vielleicht ist er im Boden versenkt, in einem Felsen eingearbeitet oder er befindet sich hinter einer geheimen Tür. Du wirst ihn finden. Dort kannst du alles Belastende hineingeben mit dem Wissen, dass, wenn du es willst, es herausholen und hier bearbeiten kannst. Aber nur du alleine entscheidest den Zeitpunkt."

Lena entschied sich dafür, die Reise für sich alleine auf dem Boden liegend mit ihrer Decke und mit ihrem Kuschelkissen zu machen. Zunächst folgte eine kleine Meditation zur Entspannung, dann bat ich Lena, sich auf ihre Reise zu begeben.

Ich gab ihr viele Bilder und Wahlmöglichkeiten vor:
„Wenn dein sicherer Platz auf einer Insel ist, kennst nur du den Weg, um dorthin zu gelangen. Ist er auf einem Berg, kennst nur du den Pfad, der dich dorthin führt. Es kann aber auch sein, dass dein sicherer Platz auf einem anderen Planeten ist, dann kennst nur du das Raumschiff, das dich dorthin bringt. Vielleicht magst du dir auch eine große Blumenwiese vorstellen oder dein sicherer Ort ist ganz woanders. Mach dich nun auf deine Reise und gib mir ein Zeichen, wenn du angekommen bist".

• • •

Nachdem die Imagination beendet war, erzählte mir Lena von ihrem sicheren Ort.

Sie hatte für sich eine geniale Lösung gefunden:
Ihr sicherer Ort war ein Walfisch, der im Meer schwamm. Sie konnte bestimmen, ob sie im Walfisch war oder sich auf ihn setzte. Der Walfisch war ihr Freund und sie konnte sich mit ihm unterhalten. Als helfendes Wesen stellte sie sich einen Engel vor, der ihr sowohl beschützend als auch Rat gebend zur Seite stand. Lena stellte fest, dass sie nun kein Feuer mehr fürchten musste, weil der Walfisch im Wasser schwamm und dort das Feuer auf keinen Fall hinreichte. Sollte es doch einmal eine Situation geben, in der sie sich fürchtete, würde sie einfach in den Bauch des Walfisches gehen.

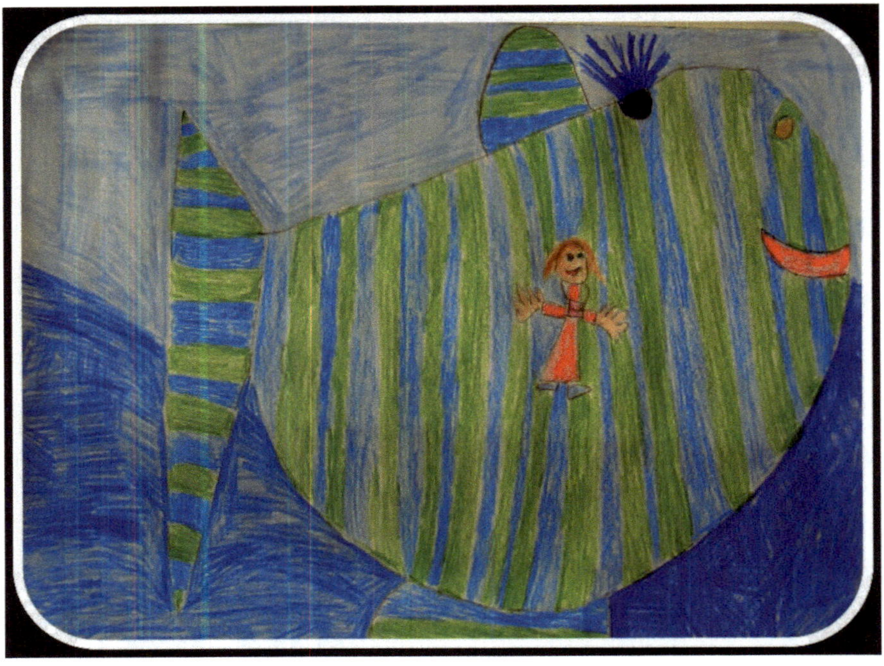

Wir stellten uns gemeinsam verschiedene Situationen vor und ich fragte Lena dazu, wo sie sich beim Walfisch befände und wie es ihr dabei gehe. Wir begannen zunächst mit alltäglichen Beispielen, wie, sie würde von größeren Kindern auf dem Pausenhof geärgert, oder es wäre ihr in der Schule zu laut oder wo wäre sie hingegangen, als ihr Hund starb? Nachdem sie sich bei diesen Beispielen sicher fühlen konnte und ganz erstaunt feststellte:

„Das macht mir nichts aus, die können mich ruhig ärgern. Im Bauch vom Wal merke ich kaum was, da sind die Geräusche viel leiser“, wagten wir uns an problematischere Situationen, wie zum Beispiel, sie würde die Sirene hören, denn ein Probealarm in der Schule wäre angemeldet. Später kam ein unangemeldeter Feueralarm in der Schule dazu. Nach und nach fragte ich alle Angst auslösenden Situationen ab und Lena teilte mir mit, wie sie damit umgehe. Am Schluss malte sie ein Bild von ihrem „Sicheren Platz“.

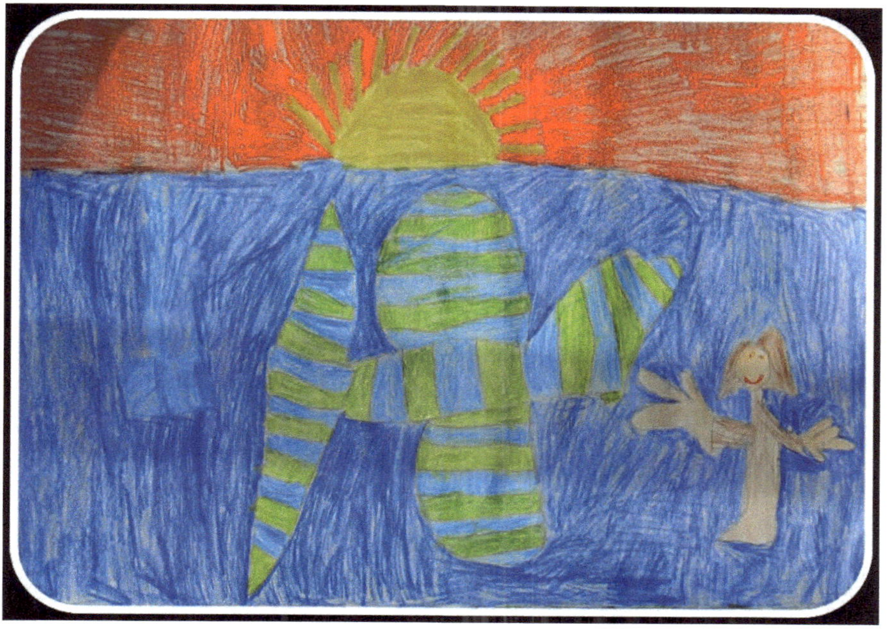

Sie durfte es mitnehmen und wollte es bei sich über dem Bett aufhängen. Im Beisein der Mutter fragte ich Lena, ob sie sich nun sicher genug fühle im Umgang mit dem „Sicheren Platz“ oder ob sie in ein paar Wochen noch einmal kommen wolle. Lena entschied sich dafür, in einem Monat noch einmal zu mir zu kommen. Als sie dann kam, ging es ihr gut. Es gab keine Anzeichen der Belastungsreaktion mehr. Die Mutter erzählte mir später, dass auch ein nicht angemeldeter Feueralarm in der Schule keine Ängste mehr bei Lena ausgelöst hatte, sie lachend heimkam und die Mama fragte: „Wieso habe ich mich damals so gefürchtet? Es war doch gar nichts!“

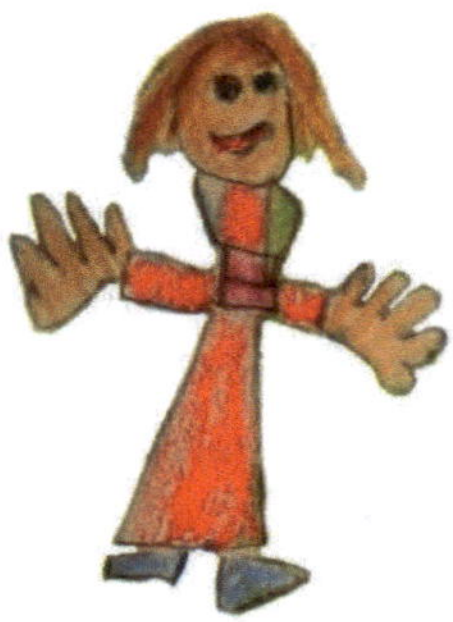

Lena wendete ihren „Sicheren Ort“ seitdem immer dann an, wenn ihr etwas zu naheging und sie sich beschützt fühlen wollte. Sie hatte eine sichere Bindung zu ihrer Mutter.

Das belastende Ereignis konnte sie klar benennen und nun von ihrem bisherigen Leben abgrenzen, als etwas, was früher ihren Alltag verändert und ihr Denken, Fühlen und Handeln ständig beeinflusst hatte.

Sie hatte gute Ressourcen, auf die sie zurückgreifen konnte. Dadurch war es möglich, in kurzer Zeit ein gutes Ergebnis zu erreichen.

Helmuts Erinnerung

Helmut, ein 10-jähriger Junge, wurde wegen veränderten Verhalten und plötzlichen Angstträumen zu mir gebracht. Es gab, nach Aussage der Mutter, keinen ersichtlichen Grund für die Symptome. Das Erstgespräch führte ich mit der Mutter alleine.

Die Anamnese ergab diese Fakten: Der Junge war in der 33. Woche als Zwilling geboren worden und musste danach noch drei Wochen im Inkubator versorgt werden. Die weitere Entwicklung verlief normal, die schulischen Leistungen waren gut und ein Übertritt auf das Gymnasium wurde angestrebt. Helmut war ein aufgeweckter Junge und gut im sozialen Umfeld integriert.

Folgende familiäre Besonderheiten wirkten als belastende Faktoren: In den letzten Jahren verstarben kurz nacheinander wesentliche Bezugspersonen für den Jungen, u.a. der Großvater. Dieser war schwer an Krebs erkrankt gewesen.

Der nächste Termin fand gemeinsam mit Helmut statt. Nach kurzer Kennenlernphase bat ich den Jungen, mir mit eigenen Worten sein Problem zu schildern. Er erzählte mir von seinen Träumen, meinte aber, es seien keine Angst- oder Panikträume. Ihm täte im Traum alles weh, es wäre zu hell und zu laut um ihn herum und er würde dann total verwirrt aufwachen. Ich erzählte ihm die Geschichte seiner Geburt und fragte ihn, ob er sich vorstellen könne, wie es dem Frühgeborenen im Inkubator gehe und ob das vielleicht so ähnlich sei, wie er es im Traum erlebe. Helmut fing zu weinen an und bejahte. Ich fragte ihn, ob wir gemeinsam etwas für den kleinen Jungen in ihm tun sollten, damit es diesem besser gehe. Er stimmte zu. Auf dem Schoß seiner Mutter stellte er sich seinen „Sicheren Platz“ vor und hilfreiche Gestalten zur Unterstützung.

Zum Schutz und für die eigene innere Kraft visualisierte er seine Eltern. Weiter bat ich ihn, sich das kleine „Frühchen“ vorzustellen und fragte, was die Mama machen solle, damit es sich wohlfühle.

Er meinte: „In den Arm nehmen und ihm erklären, was geschieht.“

Zuerst bat ich den Jungen, sich das genau vorzustellen, dann fragte ich ihn, ob er der Mama zeigen könne, was sie machen solle. Er zeigte es zuerst mit der Puppe und schlüpfte dann selber in seine Rolle. Lange saßen beide tief ineinander versunken da, die Mama erklärte immer wieder, was für ihn wichtig war und sagte die gleichen Sätze:

„Ich bin da, ich halte dich fest.“

Nach einer Weile war es genug und der Junge wollte spielen gehen. Er war wie ausgewechselt. Wir spielten mit viel Spaß bis zum Ende der Stunde eine Runde Uno.

Die Mutter rief mich eine Woche später an und teilte mir mit, dass ihr Sohn „hüpfend und springend“ nach Hause gekommen sei. Zunächst hatte er gar nicht zu der „blöden Psychotante“ mitgehen wollen und ließ sich von der Mutter versprechen, dass es keiner erfahren solle. Nach der Stunde konnte er es gar nicht erwarten, seinem Zwillingsbruder alles, was er erlebt hatte, zu erzählen. Die Mutter meinte, ihr Sohn sei seit der Stunde wie ausgewechselt. Er habe noch einmal einen „ganz kleinen verwirrenden Traum“ gehabt und sich sofort seinen „Sicheren Platz“ vorgestellt, inklusive der Neufassung für die Zeit im Inkubator. Damit ging es ihm gut, er schlief wieder ein und berichtete ganz vergnügt am nächsten Morgen darüber. Weiterhin tauchten keine verwirrenden Träume mehr auf.

• • •

Zusammenfassend lässt sich sagen, dass ich schon beim Ersttermin mit der Mutter die Vermutung hatte, dass durch die belastenden Familienereignisse bei Helmut Erinnerungen an seine Neugeborenenzeit wachgeworden waren, (1997, Ludwig Janus und Sigrun Haibach, „Seelisches Erleben vor und nach der Geburt"). Zunächst schien der Junge sein „Geburtstrauma" gut überstanden zu haben. Wegen dem Tod der Familienangehörigen und der Krankheit des Großvaters wurden die frühen Erlebnisse wieder erinnert und zeigten sich in den Träumen. Während ich ihm seine Geburtsgeschichte erzählte, erkannte ich an seinen gezeigten körperlichen Signalen und sichtbaren emotionalen Reaktionen, dass wir beim Thema waren. In diesem Fall kam ich mit dem Jungen gut und schnell in Kontakt und hatte einen offenen, vertrauensvollen Umgang von Anfang an.

Er konnte sich ausdrücken und war sicher genug, mir mit eigenen Worten sein Problem zu schildern. Es handelte sich um ein Einzelereignis bei sonst regelrecht vollzogener Entwicklung. So konnte ein gutes Ergebnis erzielt werden, weitere Termine waren nicht mehr nötig.

Die beiden oben genannten Beispiele beschreiben Kinder im schulpflichtigen Alter, die sich gut ausdrücken konnten, sicher an ihre Bindungsperson gebunden waren, sich gut entwickelt hatten und bei denen nur ein Einzelereignis die Belastungsreaktion ausgelöst hatte.

Es war in beiden Fällen eine sichere und vertrauensvolle Arbeitsbeziehung in kurzer Zeit herzustellen. Die Anwendung der Trance-Induktion „Die Reise zum sicheren Platz" eignet sich besonders gut für das Bearbeiten von traumatischen Erlebnissen. Sie ist für Kinder sehr gut geeignet und verkürzt die Dauer der Therapie erheblich.

Daniels Operation

Ein 4-jähriger Junge kam eines Tages mit seiner Mutter in meine Praxis. Er machte seinen Stuhlgang ausschließlich in die Hose. Dazu „verdrückte" er sich in sein Zimmer und kam erst nach vollendetem Geschäft wieder heraus. Nach Aussagen der Mutter hätten sie schon alles probiert, aber keine Verbesserung erreicht.

Die Anamnese ergab folgende wichtige Erkenntnisse:
Daniel war das zweite Kind der Familie, er entwickelte sich gut und war mit zweieinhalb Jahren sauber. Kurz danach musste er sich im Krankenhaus einer Darmspiegelung unter Vollnarkose unterziehen, eine im Grunde harmlose Untersuchung. Bei dem Eingriff war jedoch der Darm durchstoßen worden, was für Daniel große Schmerzen, einen weiteren operativen Eingriff und eine Woche Krankenhausaufenthalt bedeutete. Seitdem war der Junge nicht dazuzubekommen, das Klo für seinen Stuhlgang zu benutzen.

Daniel erzählte lebhaft von den Erlebnissen im Krankenhaus, die Mutter war die ganze Zeit bei ihm geblieben. Aus den bisher bekannten Details ließ sich jedoch nicht der Wert des Symptoms ableiten oder erkennen, was für ihn traumatisch war und nicht integriert werden konnte.

Der Junge wollte zu mir alleine kommen und nicht über „sein" Thema reden. Es war ihm auch sichtlich unangenehm, wenn wir im Beisein der Mutter darüber sprachen.

Das sollte sich auch während der gesamten Therapie nicht ändern. Die Therapie begann und die Hauptarbeit erledigte erst einmal meine Hündin Nera. Ohne sie ging es nicht im Praxisraum. Über sie stellten wir schnell Kontakt zueinander her.

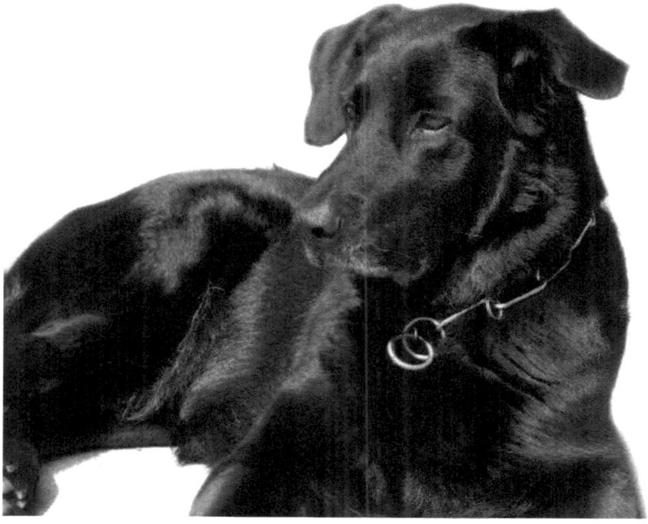

Daniel zeigte mir relativ bald seine Themen, ohne dass ich sie zunächst verstand.

Er schaffte es immer, sich irgendwie während der Stunde wehzutun, und war dann den Rest der Stunde böse auf mich und beleidigt. Einmal kratzte ihn mein Hund, mit dem er vorher sehr wild und lebhaft gespielt hatte. All meine Warnungen aufzupassen, damit dies nicht geschehe, ignorierte er.

Ein anderes Mal wollte er mit mir die Pferde füttern gehen und achtete wieder nicht auf meine Bitte, gut auf sich aufzupassen. Er wurde von einem Pferd umgeworfen, ohne dass dabei viel passierte, aber Daniel weinte und lehnte es ab, von mir getröstet zu werden.

In einer anderen Stunde wollte er in der Hängeschaukel von mir angeschubst werden und schaukelte dabei so heftig, dass sich der geschlossene Karabiner öffnete und er mitsamt der Hängeschaukel und viel Schwung herunterfiel.

Den Rest der Stunde sah er mich nicht mehr an und wollte nur noch zu seiner Mama. Ich war heilfroh, als sie ihn abholte, und überlegte mir, was er mir mit seinem Verhalten zeigen wollte.

In der folgenden Stunde teilte ich ihm mit, dass ich nicht wolle, dass er sich bei mir verletze und ich würde fortan so auf ihn aufpassen, dass nichts mehr geschehen könne. Ich bat ihn, mir dabei zu helfen.

In den kommenden Stunden hatte ich alle Hände voll zu tun, ihn davon abzuhalten, waghalsige Spiele mit hohem Verletzungsrisiko zu spielen. Außerdem gab es lange Diskussionen, wenn ich Aktionen unterband. Nach einiger Zeit ohne Verletzungen begann er, mir wehtun zu wollen. Er versuchte, mich hinterrücks zu zwicken, und wenn ich mich wehrte oder sagte, mir täte das weh, war er beleidigt und meinte, das täte gar nicht weh und ich müsse mir das gefallen lassen. Wenn wir Regelspiele spielten, versuchte er ständig, zu mogeln. Ertappte ich ihn dabei, wollte er nichts mehr mit mir zu tun haben. Er ignorierte mich, weinte, war beleidigt bis böse auf mich, zeigte manchmal heftige Aggressionen oder verließ sogar den Praxisraum, um oben auf seine Mutter zu warten. Eine ganze Weile versuchte er, mich immer auf irgendeine Weise auszutricksen.

Daniel zeigte mir in seinem Spiel, mit seinen Aktionen gegen mich oder seinen ständigen Verletzungen, die Situationen, wie er die Operationen und die Zeit danach erlebt hatte. Er fühlte sich ausgeliefert, ausgetrickst, übergangen, von seiner Mutter im Stich gelassen, denn sie hatte nicht gut auf ihn aufgepasst, ihn den Ärzten ausgeliefert, die ihm dann solche Schmerzen bereitet hatten. Er war wütend, verletzt, fühlte sich schutzlos, ohne diese Gefühle benennen oder zeigen zu können.

In der Therapie bekamen die Gefühle eine Gestalt, wurden benannt, befühlt und gelebt.

Gemeinsam sortierten wir, ertrugen, was passiert war und fanden eine Möglichkeit zum Betrauern und Neuanfang. Folgende Techniken erleichterten mir, einen Zugang zu dem Jungen zu finden:

Kunsttherapeutisches Arbeiten

Nach dieser Zeit änderte sich das Spiel von Daniel, er begann zu malen. Dazu nahm er Acrylfarbe und malte auf schwerem und verleimtem Aquarellpapier, wodurch sowohl Nass-in-Nass-Techniken möglich waren als auch die trockene Gestaltung. Er entschied sich für große Pinsel und gestaltete zunächst Farbe „Nass-in-Nass“. Für ihn war es ganz wichtig, die Farbe selber aus den großen Tuben zu drücken und entweder auf einem Teller zu mischen oder direkt auf Papier aufzutragen. Dabei kam bereits der wohldosierten Anwendung der Farbe eine große Bedeutung zu. Zunächst trug Daniel die Farbe dick pastös auf und bearbeitete sie mit dem Pinsel.

Es entstanden Bilder voller Kraft und Freude, aber auch welche, die er „Ferkelbilder“ nannte. Der Junge matschte, patzte, malte und gestaltete mit allen Sinnen. Er verwendete einmal die Hände, dann die Füße, gestaltete Abdrucke von beiden, nahm einen Schwamm oder eine Spachtel, um danach wieder ganz feine Linien mit dem Pinsel zu ziehen. Daniel war mit ungeheurer Energie bei der Arbeit und entwickelte eine erstaunliche Kreativität.

Kontrolle über die Körperfunktionen erlangen

Nachdem er mit seinem Werk fertig war, wollte er von mir in der Hängematte geschaukelt werden. Er bestimmte, wie hoch ich ihn anschubsen sollte. Dann musste ich sein Bein festhalten und auf sein Kommando wieder loslassen. So ging es bis zum Ende der Stunde: „Festhalten und Loslassen“ – und wehe, ich war nicht präzise in der Ausführung!

Parallel zu unserer Arbeit in den Stunden kam es daheim zu Veränderungen. Es wurde deutlich, dass das Kind durchaus in der Lage war, seine festen Ausscheidungen zu kontrollieren, aber nach wie vor seine Produkte in die Hose machte. Die Eltern hatten bis dahin immer viel Verständnis für ihn gezeigt, was dazu führte, dass der Junge nicht genau wusste, was seine Eltern von ihm wollten.

In einem gemeinsamen Gespräch teilten sie ihm mit, dass sie von ihm erwarteten, seine Ausscheidungen in das WC zu machen und nicht in die Hose. Sollte er sich nicht daran halten, müsse er seine Hose selber wechseln und waschen. Was zunächst als erzieherische Konsequenz gedacht war, entwickelte sich zum Vergnügen für Daniel. Er machte weiter in die Hose und wusch diese mit großem Spaß, unter der Anleitung seiner Mutter und mit viel Geplansche, aus.

Doppelte Botschaft

Bis zu diesem Zeitpunkt hatte Daniel das traumatische Geschehen durch die Operation gut verarbeitet und integriert. Die unterbrochene Entwicklung war weitgehend nachgeholt. Ich war mir sicher, mit ihm auf einem guten Weg zu sein, machte mir aber Gedanken, warum er seine Exkremente immer noch in die Hose machte. Hier kam es endlich nach einem sogenannten Tür-und-Angel-Gespräch mit der Mutter zu einem Durchbruch.

Sie teilte mir in einem Nebensatz mit, wie wichtig und beruhigend es für sie sei, zu sehen, wie viel Stuhlgang ihr Sohn in der Hose hatte. Sie müsse sich dann keine Sorgen machen und Angst vor einer möglichen Darmverstopfung haben. Damit war nun endlich klar, warum Daniel so konsequent das WC verweigerte. Nachdem der Mutter dies bewusst wurde, gelang es ihr, anders mit ihrer Sorge und Angst umzugehen.

Daniel begann mit ebenso großer Freude, seine „Geschäfte“ auf dem WC zu verrichten.

Die **anale Phase** ist wichtig für die Reinlichkeitserziehung. Die Kinder entwickeln während dieser Zeit die Fähigkeit zum sozialen Miteinander, sie werden konfliktfähiger und entwickeln Autonomie und Selbstbewusstsein. Sie wollen die Kontrolle über ihre Ausscheidungen für sich behalten und selber bestimmen, was damit geschieht. Nach Freud erlangt das Kind zuerst durch das Ausscheiden von Exkrementen und anschließend durch deren Zurückhaltung Befriedigung. Daniel wurde in dieser Zeit operiert und was zunächst Freude und Lust bereiten sollte, war nun mit Angst und Schmerz besetzt. Es gab wenig Raum für Autonomie und Selbstbestimmung. So war es für ihn in der Therapie wichtig, die Kontrolle über das „was raus kommt“ zu bekommen, was er mit den großen Tuben der Acrylfarben übte. Auch das Geräusch, welches manchmal aus der Tube kam, war wichtig – es ließ sich mit einem „Pfffrrrrrrr“ wie ein Pubsgeräusch vergleichen und bereitete Daniel viel Freude.

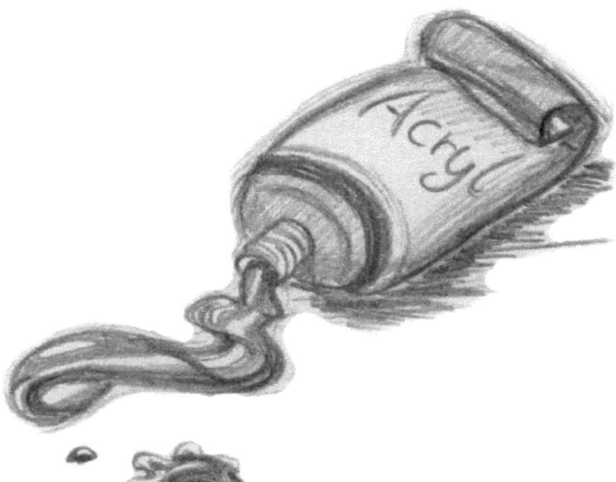

Für ihn hatten seine Bilder einen direkten Bezug zu seinen Ausscheidungen und hier holte er die Entwicklung nach. Das Gleiche bewirkte auch die Hängeschaukel. Daniel bestimmte über Festhalten und Loslassen und übte auf diese Weise. Es fasziniert mich immer wieder, wie sicher Kinder genau das machen, was ihnen hilft. Sie können ihre Probleme selten verbalisieren, vor allem, wenn sie noch so klein sind, trotzdem verfügen sie über das Wissen, sich selber zu heilen.

Ich bin nur die emotionale Begleitung und stelle den Rahmen und Raum zur Verfügung. Oft weiß ich nicht genau, was geschieht und wozu etwas dient. Wenn ich dann verstanden habe, was mir das Kind zeigen will, freuen wir uns beide und manchmal habe ich das Gefühl, als sei das Kind der weisere Teil von uns beiden und bin sehr dankbar für seine Geduld.

Auch Daniel hatte eine sichere Bindung an seine Mutter entwickelt, war jedoch durch die Operation sehr verunsichert. War es doch die Mutter, die ihn in diese Lage gebracht hatte! Durch die Komplikation war eine Situation eingetreten, auf die er nicht vorbereitet gewesen war. Man hatte ihm genau erzählt, was mit ihm gemacht werden sollte, aber natürlich nicht, was schiefgehen konnte. Damit hatte niemand gerechnet!

Für den Jungen bedeutete es, sich nicht mehr auf die Mama verlassen zu können, er hatte in seinem Alter keine andere Erklärung dafür und war mit Recht wütend auf sie. Natürlich konnte keiner etwas für diese Entwicklung! Keine Mutter schiebt ihr Kind gerne in den OP und lässt es dort alleine. Niemand wünscht sich Komplikationen! Einem Erwachsenen kann man diese vorher als mögliches Risiko mitteilen, aber ist es möglich, ein so kleines Kind darauf vorzubereiten?

Später wollte die Mutter ihr Kind schützen, ihm notwendige Einläufe „unbemerkt" verabreichen, was natürlich nicht ging und von ihm als „austricksen" verstanden wurde.

Daniel befand sich in einer Zwickmühle. Er verstand den Kontrollwunsch der Mutter und erfüllte ihn, indem er in die Hose machte. Gleichzeitig wollte die Mutter, dass er „sauber" werden sollte.

Die nonverbale Botschaft widersprach der verbalen Botschaft. Das Kind spürte den Widerspruch, ohne ihn lösen zu können.

Daher war die Entscheidung des Jungen sehr weise, alleine zu mir kommen zu wollen.

Kim ist nicht da

Kim hatte in seinem bisherigen Leben Verwahrlosung, viel Gewalt und sexuellen Missbrauch durch die leibliche Mutter und deren Verehrer erfahren müssen. Der Junge war ein verlassenes, herumgeschobenes Kind einer überforderten und zu jungen Mutter. Mit dreieinhalb Jahren wurde er vom Jugendamt aus seiner Familie genommen und in einer Pflegefamilie untergebracht. Diese brachte ihn mit knapp vier Jahren zu mir.

Nach Aussagen der unerfahrenen Pflegeeltern (hier: Eltern genannt) und dem Kindergartenpersonal, zeigte der Junge keine Störungen oder Auffälligkeiten. Während des Erstgespräches konnte ich folgende Beobachtungen machen:

- das Kind hatte noch keinen Platz in der neuen Familie
- es nahm keinen Kontakt zu den anwesenden Personen auf
- es fand kein Blickkontakt vonseiten des Kindes statt
- es reagierte nicht auf Ansprache und sprach selber nicht
- ein Dialog mit dem Kind war nicht möglich
- Kontaktaufnahme mit meinem Hund Nera fand statt.

Kim hatte gelernt, sich unsichtbar zu machen. Während des Gespräches entstand der Eindruck, als gäbe es ihn gar nicht! Daher gab es auch zu Hause oder im Kindergarten keine Störungen, auf die jemand aufmerksam geworden wäre.

Zunächst war es wichtig, das Kind in der Pflegefamilie zu integrieren. Darum bat ich die Mutter, mit dem Kind zur Therapie zu kommen. Der Vater kam, sooft es ihm möglich war, auch mit. Auf diese Weise konnte ich die neue Mutter unterstützen und ihr helfen, in ihre Mutterrolle hineinzufinden, das Verhalten von Kim zu verstehen und seine Entwicklung zu fördern.

Kims Verlust der Mutter im Spiel

Das erste halbe Jahr kam der Junge nicht zu mir, sondern ausschließlich zu meinem Hund. Ohne Nera ging er nicht in die Praxis. Sie war unser Kommunikationspartner und ziemlich lang das einzige Wesen, zu dem er Bezug aufnahm. Er spielte alleine oder mit ihr; sein Spiel drehte sich um Gewalt, Schmerz, Tod, Verletzung, Unrecht, Grenzverletzung und Alleinsein.

Seine Mutter und ich durften nicht mitspielen und auch nicht helfend eingreifen. Er baute Unfälle mit den Autos, die Playmobil-Menschen starben oder wurden umgebracht. Sie wurden eingesperrt, alleine gelassen und mussten hungern.

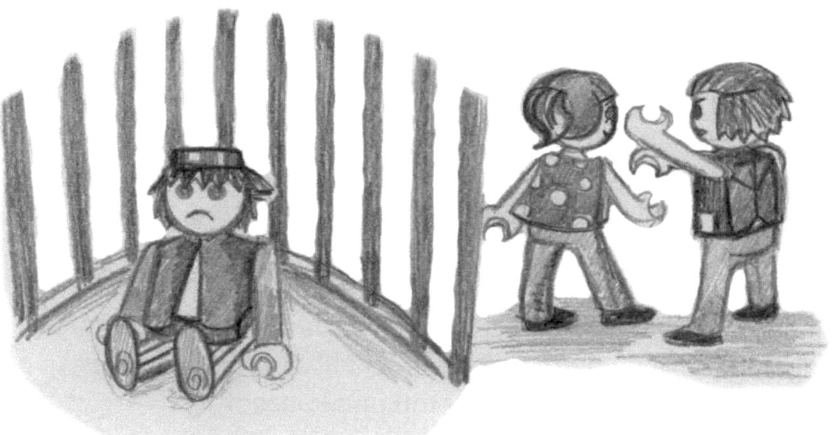

All meine Angebote, Hilfe zu holen, die Verletzten in ein Krankenhaus zu bringen, die Polizei um Hilfe zu bitten, wurden von ihm abgelehnt. Das gezeigte Elend und die Not waren kaum auszuhalten. Er versuchte, auch Nera wehzutun. Sie war die Erste, die ihm durch ihr Verhalten Grenzen zeigte. Ich saß lange Zeit daneben und beschrieb, was ich sah und fühlte, beschrieb, was die Hündin tat und was für sie wichtig war und warum sie so reagierte.

Es gab die ersten Diskussionen darüber, ob etwas wehtat oder nicht. Mit Nera übte er Tauziehen, um die Wette laufen, aber auch erstes Kuscheln und sich sicher fühlen. Er spielte mit ihr Verstecken. Sie musste ihn suchen und finden. Hier gab er mir erste Kommandos, indem er mir sagte, wann ich Nera schicken sollte. Langsam war eine vorsichtige Kontaktaufnahme über den Hund möglich. Ich zeigte ihm Möglichkeiten auf, was er noch alles mit dem Tier machen konnte, so z. B. den Hund als Kopfkissen zu benutzen, dessen Atmung zu spüren und gleichzeitig zu fühlen, wie seine eigene Atmung war.

Wie fühlte sich das Fell an und wie seine Haut?
Wie reagierte der Hund, wenn er etwas nicht mochte?
Wie groß war der Hund ausgestreckt, wie groß er selbst?
Und wie konnte Kim zeigen, wenn er etwas nicht wollte?

Kim lernte die Sprache des Hundes und parallel dazu, wie dieser ihn verstehen konnte. Auf diese Weise entstand der erste Dialog zwischen uns. Kim fragte, wie er sein Kommando geben musste und führte es dann aus. Natürlich klappte das nicht immer gleich und Nera reagierte nicht. Kim hatte Schwierigkeiten, Anweisungen zu verstehen und exakt umzusetzen. Nachdem Nera dann aber nicht folgte, bat das Kind um Erklärung und übte so lange, bis es klappte. Dieses Spiel spielte er ausdauernd und konzentriert.

Um den Hund baute er sich eine Welt aus Decken, Matratzen und Schaumstoffsteinen auf. Erste Höhlen entstanden, aber auch ein Krankenhaus. Zuerst wurde der Hund als Patient versorgt. Kim untersuchte ihn, stellte Verletzungen fest, verband diese und versorgte das Tier. Später durfte ihm seine Mutter assistieren und das Spiel wurde auf alle Beteiligten ausgeweitet. Abwechselnd waren alle einmal krank und mussten versorgt werden.
Hierbei überprüfte er unsere und seine Wahrnehmung:

Wie reagierten wir auf Schmerz und was tat uns weh?
Wo durfte berührt werden, wo nicht?

Es war schön zu sehen, wie sich sein Spiel erweiterte. Er baute anhaltend mit Legosteinen seine Welt auf. Es kamen zuerst Tiere und später Menschen dazu. Er baute parallel mit den großen Schaumstoffsteinen Wohnungen für sich und die Mama, allerdings noch getrennt, erst später kam eine Tür dazu. Seine Sprache bestand immer noch aus Zwei- bis Dreiwortsätzen. Antworten gab er noch nicht, dafür erhielten seine Mama und ich immer mehr Anweisungen, was wir zu spielen hatten und er entwickelte viele verschiedene Rollenspiele. Diese Spiele waren schwer zu ertragen, da hier das erlittene Leid deutlich sichtbar und spürbar wurde.

Eine große Veränderung zeigte sich, als der dauerhafte Verbleib des Jungen in der Pflegefamilie gerichtlich geklärt worden war und die Pflegeeltern die elterliche Sorge übertragen bekamen. Die Stunde danach wurde von uns allen als eine „Stunde der Freude" erlebt.

Kim hüpfte und sprang durch die Praxis. Er baute sich aus den Schaumstoffsteinen einen Turm. Dieser wurde immer höher und höher, bis alle 100 Steine verbaut waren. Anschließend wollte er von uns hinaufgehoben werden. Das Kind passte gerade noch darauf, ohne sich den Kopf an der Decke anzustoßen. Als krönenden Abschluss mussten wir den Turm zum Einsturz bringen und Kim auffangen. Die ganze Stunde spielte Kim so: fallen lassen und aufgefangen werden.

Am Schluss konnte er es sogar kurze Zeit aushalten, von seiner Mama richtig festgehalten und geschaukelt zu werden. Ich musste die beiden zudecken und wir alle genossen den ersten Moment wirklich zugelassener Nähe.

Aufbau einer neuen Welt

Von nun an änderte sich sein Spiel, Kim entdeckte den Ton für sich. Er und seine Mama matschten und planschten damit. Kim gab Anweisung, was sie machen sollte und dann spielten sie gemeinsam. Erste Blickkontakte wanderten hin und her. Es gab Hand- und Fußabdrücke im Ton. Die Hand der Mama wurde eingepackt und wieder ausgegraben und gemeinsam wurden Tunnel gegraben, in denen sich dann unterirdisch die Hände fanden. Gemeinsam wurden Höhlen und Häuser gebaut, es entstand eine Dinosaurier-Mama mit ihrem Jungen. Das musste beschützt und versorgt werden. Die Mama musste für Schutz sorgen und ich für die Ernährung, indem ich den Jungen mit Keksen fütterte.

Es war für ihn wichtig, Zeichen und Spuren zu hinterlassen. So marschierte er mit seinen Füßen, die voller Ton waren, über Papier oder machte Handabdrücke. Einmal planschte er so heftig mit Ton und Wasser, dass es bis an die Wand spritze. Zuerst guckte er ängstlich, was denn nun passieren würde. Nachdem ich dann aber einen Stift nahm und daneben schrieb:

„Kim war hier", war er überglücklich.

Jedes Mal, wenn er nun in die Stunde kam, schaute er auf die Flecken an der Wand und wiederholte den Satz.

Nach jedem anstrengenden Spiel kuschelte er mit seiner Mama auf der Matratze und wollte von mir vorgelesen bekommen. Er suchte sich „Der König der Löwen" aus, dies war seine Geschichte und blieb sie bis zum Schluss. Er begann deutlich mehr zu reden, die Geschichte zu kommentieren und sich mit uns darüber zu unterhalten. Wir spielten sie im Rollenspiel, er begann zu malen - zuerst die Buchgeschichte, dann seine Vergangenheit und sein neues Leben.

Er wurde immer mutiger und gelöster, erzählte, was er malte und ließ sich zu einem Dialog darüber mit mir oder der Mama ein.

Es waren ungefähr acht Monate Therapie vergangen, als er sich das erste Mal ein Regelspiel holte, die Spielregeln einhielt und es mit uns bis zum Ende spielte. Dies war auch die Zeit, wo er zusammen mit Mama und Papa gemeinsam Rollenspiele spielte: Der Mann und die Frau heiraten und bekommen ein Kind. Bald danach inszenierte er mit der Mama und mir seine Geburt, wobei ihn die neue Mama bekommen musste. Ich war die Hebamme. Nachdem er geboren war, kam es zu einem liebevollen Blickkontakt mit der Mutter. Er genoss es, die gesamte Stunde von uns versorgt zu werden. Von dieser Stunde an war ein neuer, klarer und offener Ausdruck auf seinem Gesicht.

Er ging auf mich zu und konnte auch mit mir Blickkontakt halten. Er beobachtete alles mit anderen Augen, eben wie „neu geboren“! Durch seine Gestalt war ein Ruck gegangen. Stolz und gerade ging er daher, er benahm sich wie der „König der Löwen“ und stolzierte durch die Praxis. Das Ende der Therapie wurde sichtbar, nachdem er im Rollenspiel seinen Geburtstag feierte und alle seine Freunde dazu einlud. Dies waren alle meine Tiere und Puppen; es wurde aufgedeckt mit Essen und Trinken und er versorgte seine Freunde.

Im realen Leben hatte er tatsächlich bald Geburtstag und die Mutter plante ein Kinderfest mit seinen neuen Freunden. Da Kim ein verlassenes Kind war, wurde der Abschied in vielen kleinen Schritten mit ihm geplant. Hierbei bekam er immer wieder Angst, ich würde verschwinden und ihn alleine lassen oder die neue Mama könnte verschwinden. Nur langsam bekam er die Sicherheit, die für den Abschied nötig war, trotzdem holte er sich von mir die Zusage, später noch einmal kommen zu dürfen, um zu sehen, dass ich noch da war.

• • •

Kim hatte infolge der überforderten Mutter eine unsicher vermeidende Bindung zu seiner Bezugsperson entwickelt. Er musste sich abgelehnt fühlen und hatte erlebt, dass Nähe wehtat und er sich nicht auf seine Mama verlassen konnte.

Das Verhalten von Kindern mit diesem Bindungsmuster wird beschrieben als „emotional isoliert, feindselig, unsozial und zugleich geltungsbedürftig“ (Bowlby). Sie ignorieren die Mutter und folgen dieser nicht, was dazu führt, dass sie auch nicht nachahmen, was ihnen vorgemacht wird. Sie vertrauen keiner Bindungsfigur mehr und lernen daher weniger (Kim war mindestens zweieinhalb Jahre in seiner Entwicklung verzögert). Sie sind häufiger Gefahren ausgesetzt und bringen sich auch öfter in Gefahr als sicher gebundene Kinder. Zum einen, weil sie sich absondern und ihre eigenen Wege gehen – den Eltern weglaufen, sich losreißen – zum anderen, weil sie unbewusst darauf hinweisen, dass sie nicht gebunden sind und nicht auf sie aufgepasst wird! Sie wollen gesehen werden, beschützt werden und zeigen mit ständig neuen Verletzungen darauf hin.

Die gleichzeitige Behandlung von Mutter und Kind verlangte eine gute Beobachtungsgabe und die Umsetzung der Wahrnehmung durch meine Anleitung und Kommentierung des Spiels der beiden. Es war hier notwendig, mit beiden gemeinsam zu arbeiten, da Kim zu seiner neuen Mama eine Beziehung aufbauen sollte und nicht in erster Linie zu mir. Gleichzeitig garantierte ihre Anwesenheit eine schnellere Entwicklung des Kindes, da sie von mir angeleitet, die Therapieschritte miterlebte und daheim das Erfahrene umsetzen konnte. Ich vermochte nicht immer die Rolle der Beobachterin oder Berichterstatterin einzunehmen, da mich Kim in seinem Spiel, zusammen mit der Pflegemutter, vereinnahmte. Oft genug erhielt ich die Rolle der bösen Mutter, während die Mama die gute Mutter sein durfte.

Es hatte ca. ein halbes Jahr gedauert, bis eine tragfähige therapeutische Beziehung entstanden war, in die Kim sich einlassen konnte und Nähe erlebbar wurde. Ab diesem Zeitpunkt war es ihm möglich, die unterbrochene Entwicklung aufzuholen und neue Erfahrungen zuzulassen.

Seelische wie körperliche Verletzungen wurden im gespielten Krankenhaus verarztet und konnten heilen, Vertrauen durfte wachsen. Nach eineinhalb Jahren war er bereit, in ein neues Leben zu gehen, und wie ich später erfahren habe, hielt er gut in der Schule mit und hatte viele Freunde.

„Wie ich die Welt erlebe, so begegnet sie mir“

(2003 Balgo/Wening: „Lernen und Lernprobleme im systemischen Diskurs“)

Scheidungskind Maria

Maria kam am Ende der zweiten Klasse Grundschule zu mir. Bei ihr war ein Aufmerksamkeitsdefizitsyndrom mit Hyperaktivität (ADHS) diagnostiziert worden. Das Vorrücken in der Schule war trotz überdurchschnittlicher Intelligenz gefährdet. Die Mutter lehnte eine medikamentöse Behandlung ab und bat mich um Hilfe.

Maria war als unerwünschtes Kind zu einer Zeit geboren worden, in der der Vater noch in der Ausbildung war und die Mutter für den Familienunterhalt sorgen musste. Laut ihrer Aussage trug sie sich mit Abtreibungsgedanken und war, als sie sich doch für das Kind entschieden hatte, mit der Schwangerschaft nicht besonders gut zurechtgekommen. Die Geburt verlief problemlos. Sechs Wochen nach der Geburt musste sie wieder arbeiten gehen. Maria kam in die Obhut der Großeltern und wechselte ständig zwischen den Großeltern mütterlicher- und väterlicherseits.

Der Zustand der wechselnden Betreuungspersonen war bis jetzt erhalten geblieben. Belastend kam noch hinzu, dass sich die Eltern in Trennung befanden und ein Kampf um das Kind entbrannt war. Nach Aussage der Mutter sei die sonstige Entwicklung bisher normal verlaufen und Maria früher auch nicht so „hibbelig“ gewesen.

In der ersten Klasse funktionierte es anfangs noch gut, dann erkrankte jedoch ihre Lehrerin, mit der sie sich sehr gut verstanden hatte, und die Klasse wurde von unterschiedlichen Lehrkräften betreut.

In der zweiten Klasse gab es gleich zu Anfang mit der neuen Lehrerin Probleme. Sie hatte sich scheinbar gegen sie verschworen und drängte darauf, das Mädchen bezüglich ADHS untersuchen zu lassen.

Ein gemeinsames Gespräch mit beiden Elternteilen war nicht möglich. Es war schon ein Problem, die Einwilligung für die Therapie vom Vater zu bekommen, ohne dass dadurch gleich wieder der nächste Streit ausbrach. Die Eltern lieferten sich in der Vergangenheit regelrechte „Schlachten“, die das Mädchen mit ansehen musste.

Nach Marias Aussage hatte sie abwechselnd um die Mama und den Papa Angst gehabt. Es war wohl mehrfach das Mobiliar zertrümmert worden und auch körperliche Schäden auf beiden Seiten zu beklagen gewesen. Die Mutter ging dann immer wieder in das Frauenhaus, kehrte aber regelmäßig zu ihrem Mann zurück.

Maria kam alleine zu mir, Elterngespräche fanden einzeln und nach Bedarf statt. Das Mädchen war am Anfang nur in Bewegung, stand ständig unter Spannung und verhielt sich zunächst sehr aggressiv. In der Praxis war es gleichzeitig an allen greifbaren Sachen, ohne sich wirklich damit beschäftigen zu können. Die ersten Stunden waren wir nur mit her- und wegräumen beschäftigt. Ruhiger und gelassener konnte sie nur im Beisein von meinem Hund sein. Nera verlangte allerdings, spätestens nach zehn Minuten, herausgelassen zu werden – es strengte sie zu sehr an. Das sorgte für Zündstoff! Maria war böse darüber, schimpfte, fluchte, weinte und trat. In solchen Momenten hatte ich alle Hände voll zu tun, sie daran zu hindern, mir wehzutun oder die Praxis zu demolieren. Manchmal blieb mir gar nichts anderes übrig, als sie so lange festzuhalten, bis sie wieder kooperierte. Danach folgte ein Moment der Ruhe und Entspannung. Das war in dieser Zeit ein Glücksmoment! Maria sprach anfangs sehr wenig mit mir, ein Dialog war nicht möglich. Ich bekam höchstens knappe Anweisungen und auf Fragen hörte ich:
„Weiß nicht, mir egal.“

Das Festhalten wurde bald zum Ritual:

Maria provozierte regelmäßig eine Situation, in der ich sie festhalten musste. Im Lauf der Zeit entwickelte sich aber aus dem anfänglichen Kampf bald etwas Vorsichtiges, Spielerisches, Zartes. Das Mädchen probierte verschiedene Formen aus, wie sie sich festhalten lassen wollte – auch begann sie, die Art zu bestimmen. Nach einiger Zeit benötigte sie auch keinen äußeren Anlass mehr, um sich in eine beschützende Haltung zu bringen, sondern begann mit Decken, Kissen und Matratzen Höhlen zu bauen, in denen sie es sich gemütlich machte, wir Musik hörten oder sie etwas vorgelesen bekommen wollte.

Grenzen waren ihr Thema:

Wenn Nera ihr welche aufzeigte, konnte sie diese nun ohne Wutanfälle akzeptieren. Selber probierte sie viele Möglichkeiten aus, Grenzen zu spüren, testete, wie zuverlässig ich aufpasste und beobachtete, wie ich meine eigenen Grenzen zeigte und sicherte.

• • •

Sie grenzte sich zunehmend selber ab, indem sie ein Reich für sich baute, das ich nicht betreten durfte. Ihre Mimik wurde lebendiger, war doch am Anfang entweder eine starre Maske oder Wut zu sehen, zeigte sich nun auch Traurigkeit und Freude oder Verwirrung. In dieser Zeit entdeckte Maria den Ton für sich. Es entstanden die tollsten Burgen mit hohen Mauern, Festungen oder Türme. Wir bauten Kanonen und Kugeln dazu und lieferten uns Schlachten um die Burg aus Ton.

Dabei hatte ich keine guten Karten und Maria triumphierte nach jedem Sieg über mich!

Noch immer wurde wenig gesprochen, lange Zeit dufte ich auch nicht benennen, was ich sah. Es schien fast so, als habe sie Angst vor Worten. Daher spiegelte ich sie konsequent, d. h. ich verwendete Sprache, Ausdruck und Bewegung so wie sie und machte nur, was sie auch machte. So entstand nach und nach eine gute tragfähige Beziehung. Nach ca. 30 Stunden Therapie veränderte Maria ihr Spiel. Bis dahin waren Bewegung und Körperkontakt wichtig, wie Laufen und Fangen, Ballspielen, Trampolin springen, mit Schaumstoffschlägern kämpfen, sich nach Musik bewegen oder eben festhalten. Nun suchte sie Regelspiele aus, die zunächst weit unter ihrer Altersgrenze und Intelligenz waren. Hier mogelte sie gern und oft. Wehe, ich bemerkte es nicht! Über diese Spiele begann langsam ein Dialog zu entstehen und Maria spielte zunehmend mit Ehrgeiz und ohne zu schummeln. Bald traute sie sich auch an Spiele für ihr Alter und kämpfte um den Gewinn.

Ihre Bewegungen wurden koordinierter. Sie musste nicht mehr alles gleichzeitig und doch nicht machen und teilte sich immer mehr mit. Wir hörten gemeinsam Musik oder Märchenkassetten, gelegentlich durfte ich ihr auch vorlesen.

Im zweiten Jahr begann sie, von ihrem Zuhause zu erzählen. Parallel dazu fing sie an, eine Handpuppe für sich zu bauen. Mit dieser und den vielen Handpuppen aus meiner Praxis spielten wir Geschichten aus den Märchen nach. Später erfand sie Geschichten, die zunehmend realen Charakter bekamen. Sie beschäftigte sich viel mit der chaotischen Situation, in der sie lange gelebt hatte. Es war für sie sehr wichtig, von mir zu hören, dass ich ihre Reaktion darauf als sehr verständlich und „normal" empfand.

Nicht sie war verrückt, sondern die Umstände, die ihre Eltern ihr lange zugemutet hatten.

Die Eltern waren in der Zwischenzeit geschieden worden und lebten an verschiedenen Orten. Nachdem die elterliche Sorge und das Umgangsrecht gerichtlich festgelegt worden waren, lebte Maria im wöchentlichen Wechsel bei ihrem Vater oder bei der Mutter. Als zusätzliche Betreuungspersonen standen auf beiden Seiten Großeltern und Tanten zur Verfügung.

Die Unberechenbarkeit ihres Vaters war für sie noch immer sehr belastend. Oft gab es gute Zeiten mit ihm, manchmal wurde er aber auch laut und wenig zugänglich. Maria erzählte von Schlägen und Demütigungen. Sollte der Vater sie in die Stunde bringen, brachte er sie später und erzählte, Maria habe die Stunde vergessen, sich bei Freunden in der Zeit geirrt und sei zu spät heimgekommen, was alles nicht stimmte. Manchmal holte er sie spontan vom Spiel mit ihren Freunden weg, weil er sich so alleine fühlte. Dies war eine schwierige Situation für Maria. Sie wollte ihren Vater nicht im Stich lassen, aber doch lieber mit ihren Freunden spielen.

Ich fragte sie einmal: „Warum gehst du mit und sagst nicht, dass du lieber mit deinen Freunden spielen willst?"

Sie meinte: „Dann ist der Papa traurig!"

Ich antwortete: „Maria, dein Papa ist erwachsen, das schafft er schon, da bin ich mir ganz sicher."

In der nächsten Stunde erzählte sie mir freudestrahlend, dass sie es genauso gemacht habe und auf meine Frage, wie der Papa darauf reagiert habe, meinte sie nur: „Da muss er durch!"

Bei der Mutter war sie keiner körperlichen Gewalt ausgesetzt, dafür ließ sie Maria oft alleine und war unzuverlässig, hielt Versprechen nicht ein, holte sie nach den Therapiestunden nicht rechtzeitig ab oder vergaß die Termine ganz.

Maria erlebte verschiedene Erziehungsstile.

Die Mutter hatte ein chronisch schlechtes Gewissen, verwöhnte sie und setzte kaum Grenzen. Hatte sie Zeit, durfte Maria gar nicht fernsehen, wollte sie ihre Ruhe haben, interessierte es sie nicht, was das Mädchen anschaute. Die Oma war dagegen sehr streng und konsequent. Was die Mutter erlaubte, verbot die Oma. Der Vater stellte hohe Anforderungen, konnte Maria aber keine Unterstützung anbieten, sondern fühlte sich schnell überfordert. Dann machte er seine Tochter verbal nieder und beschimpfte sie. Manchmal spielten die beiden stundenlang, dann kümmerte sich der Vater plötzlich gar nicht mehr um sie und ließ sie bis spät in die Nacht hinein wahllos Filme im Fernsehen oder auf Video ansehen. Maria erzählte in ihrer Stunde dann davon und spielte manche Szenen nach. Die Filme waren nicht für ihr Alter bestimmt und oft gespickt mit Gewalt.

Das Kind und ich besprachen regelmäßig diese Situationen, wobei zunächst kaum eine Lösung sichtbar wurde.

Für Maria war es schon eine Erleichterung, mit mir darüber reden zu können und zu erfahren, dass sie nicht die Schuld hatte und nichts an ihr falsch oder krank war. Weder sie noch ich waren in der Lage an den Umständen etwas zu ändern. Maria wollte trotz Schläge weiter zu ihrem Vater fahren. Die Mutter war zwar guten Willens, aber mit ihrer Situation so überfordert, dass auch hier keine Hilfe erreichbar schien.

So blieb mir nur „anzuerkennen, was ist".

Wir betrachteten die Realität und besprachen, wie sich diese für Maria anfühlte.

Wer hatte welche guten Seiten und was war problematisch?

Wie viel mit dem Vater verbrachte Zeit war gut und wie viel belastend, ebenso mit der Mama?

Ich ließ sie dazu einen Kuchen mit den verschiedenen Zonen malen. Heraus kam, dass trotz aller Belastung, doch die überwiegende Zeit von ihr positiv erlebt wurde. Daraufhin besprachen wir die kritischen Momente, die dem Mädchen Angst machten, sie den Vater unberechenbar oder gewalttätig erlebte. Sie hatte viel Gewalt mit ansehen müssen und oft um ihre Mama Angst gehabt. Sie erzählte in den Stunden Geschichten, die sie erlebt hatte, so, als würden sie gerade passieren. Wir versuchten dann, einen gemeinsamen „guten Ort" für sie zu finden und die eigenen Ressourcen zu erkennen.

Wie war ihr Leben früher gewesen, wie erlebte sie es heute?

Was war jetzt besser als damals?

Was hatte geholfen, wie konnte sie sich früher schützen,
was gab ihr heute Schutz?

Insgesamt hatte sie sich sehr stabilisiert, von ihrer angeblichen ADHS-Störung war nichts mehr zu merken. In der Schule brachte sie gute Leistungen und ihrem Wunsch, eine höhere Schule zu besuchen, wurde entsprochen.

Die Situation bei ihrem Vater schien sich ebenfalls gebessert zu haben. Meine Frage, ob sie noch Schläge bekäme, verneinte sie. Die Betreuungssituation bei der Mama hatte sich insofern verändert, dass Maria in die Nachmittagsbetreuung der Schule ging und danach von ihr versorgt wurde.

Das Ende der Therapie rückte nach eineinhalb Jahren heran. Das Mädchen hatte viele neue Interessen und Hobbys gefunden und wollte immer öfter lieber mit ihren Freunden zusammen sein.

„Da hat man uns laufen und sprechen gelehrt – und jetzt heißt es Maul halten und still sitzen."

(Martin, 16 J., Lernen und Lernprobleme im systemischen Diskurs)

Diagnose ADHS

Das Aufmerksamkeitsdefizitsyndrom ADS ohne - und im obigen Fall - mit Hyperaktivität (ADHS) ist eine Diagnose, die in unserer Zeit häufiger vorkommt. Sie wird in Erwägung gezogen für alle Kinder, die lebhafter und zappeliger sind als andere oder sich wegträumen. Um den betroffenen Kindern gerecht zu werden, sollte die Diagnosefindung in Zusammenarbeit von Personen verschiedener Fachrichtungen, wie z. B. einem Kinderarzt, einem Kinder- und Jugendpsychiater, einem Sozialpädagogen, einem Ergotherapeuten oder Heilpädagogen gestellt werden. Neurologische Veränderungen sind bei den wenigsten Kindern nachzuweisen, angeborene oder vererbte Faktoren konnten bisher nicht gefunden werden. Vieles spricht für ein multifaktorielles Geschehen.

Die Belastung für alle Beteiligten ist meistens erheblich. Die Kinder erleben viel Ablehnung und Misserfolge. Die Eltern sind häufig am Ende ihrer Möglichkeiten angelangt. Kinder mit ADHS werden im systemischen Diskurs als Spezialisten für Sinnfragen gesehen. Sie fragen:

„Wozu wollt ihr uns etwas lehren?"

Sie stellen die Frage, worauf wir unsere Aufmerksamkeit richten und wozu. [„Lernen und Lernprobleme im systemischen Diskurs", Rolf Balgo / Rolf Werning (Hrg.)]

Bindung, Beziehung und Sicherheit

Wofür war Maria eine Spezialistin?
Zunächst musste sie als Säugling mit ständig wechselnden Bezugspersonen zurechtkommen. Ihre Eltern führten keine gute Ehe und konfrontierten ihre Tochter mit einer für sie feindlichen Welt. Ihre Bedürfnisse wurden missachtet, eine sichere Bindung entstand auf diese Weise nicht.

Es ist schon erstaunlich, wie gut sich Maria bei all dem, was ihr zugemutet wurde, entwickelte. In der ersten Klasse bekam sie eine Lehrerin, die sie liebte und die auch mit ihr gut zurechtkam. Sie war ihre zuverlässigste Bindungsfigur, bei ihr blieb ein ganzer Vormittag berechenbar!

Denken Sie an die Bindungsmuster zurück – sie werden als „eigenständiges Motivationssystem" beschrieben. Die Bindung zu ihrer Lehrerin half ihr, die schwierige, wenn nicht sogar traumatische Situation daheim zu überstehen. Sie schaffte gute Leistungen, obwohl ihre Mutter mit ihr oft in das Frauenhaus floh und sie Angst haben musste. Dann wurde durch die Erkrankung der Lehrerin die Situation in der Klasse instabil, was gerade für Maria einer Katastrophe glich. Hatte sie doch als Kind Veränderungen immer mit Angst erleben müssen.

Wie würden Sie anstelle von Maria die Fragen beantworten:

Worauf richteten die Eltern von Maria ihre Aufmerksamkeit?
Was wollten sie ihr lehren?
Wozu haben sie sie bekommen?
Was sollte sie in diesem Leben?

Stellen Sie sich bitte noch einmal unser Schreikind vor und lassen Sie es acht Jahre alt werden. Bis zum Zeitpunkt „X" konnte sich das Kind noch selber regulieren, doch ab dann waren seine Kompensationsmöglichkeiten erschöpft, der fühlbare „sichere Bereich" zu klein, um wirklich ein Gefühl von Sicherheit zu vermitteln. Der Säugling kann nur schreien, ein Achtjähriger hat eine ganze Palette Verhaltensmöglichkeiten zur Verfügung, um auf seine innere Not aufmerksam zu machen.

Marias Verlassenheit

Bei Maria hatte ich am Anfang noch eine andere Hypothese im Kopf. Sie war bereits als Säugling immer wieder verlassen worden. Sie denken vielleicht:

„Wieso? Sie hatte doch ihre Großeltern."

Das ist die erwachsene Sicht der Situation.
Für ein Kind kann es anders aussehen. Ein Säugling kann erst ab ca. eineinhalb Jahren das Bild der Mutter erinnern, vorher ist diese verschwunden, sobald sie nicht mehr in seinem Gesichtsfeld ist. Für einen Säugling ist die Mutter nur so lange da, wie er sie sehen kann. Wenn er schläft, aufwacht und weinend seine Mutter ruft, ist seine Welt in Ordnung, sobald sie da ist.

Was geht in einem Kind vor, wenn ständig andere Gesichter da sind, aber keine Mutter?
Fragt es sich, warum sie es immer wieder verlässt?
Was denken Sie?

Aus der Therapie mit Erwachsenen, die von verschiedenen und ständig wechselnden Personen versorgt wurden, erfahre ich immer wieder die gleichen Geschichten. Sie sind verwirrt bezüglich ihrer Wahrnehmung. Oft haben sie das Gefühl keinen eigenen Platz für sich beanspruchen zu können und immer das „fünfte Rad am Wagen" zu sein. Es stellt sich auch die Frage, warum die Mutter sie nicht versorgt hat. Selbst wenn es dafür triftige und nachvollziehbare Gründe gibt, so bleiben doch die Gefühle des Kindes, welches sich verlassen fühlt, wütend ist und denkt:

„Es muss an mir liegen, warum mich die Mama nicht so liebt, dass sie bei mir bleiben kann."

Für den Säugling gibt es keine rationalen Gedanken, er kann nicht über Gründe nachdenken, sondern er hat nur die Möglichkeit alles auf sich zu beziehen. So kann es sein, dass Maria dieses „Verlassen“ schon als lebensbedrohlich erlebt hat, ohne als Säugling darauf reagieren zu können. Diese traumatische Situation wurde wieder erinnert („Trigger“), als ihre Lehrerin plötzlich erkrankte und das Mädchen wie ein Traumaopfer reagierte.

Für diese posttraumatische Belastungsstörung sind unter diagnostischen Kriterien u. a. auch folgende Störungen aufgeführt: depressive Störungen, Störungen des Sozialverhaltens, Angststörungen und gelegentlich auch hyperkinetische Störungen (andere Bezeichnung für ADS), mit denen sie verwechselt werden können. Sie sehen, wie viele verschiedene Erklärungsmodelle für die von Maria gezeigten Symptome denkbar sind.

Einen sicheren Platz finden

Die erste Zeit der Therapie stand unter dem Thema:

„Wie kann ich mich selber wieder organisieren?“

Dazu holte sich Maria zuerst einen sicheren Platz, an dem sie sich geborgen und beschützt fühlen konnte. Sie manövrierte sich in eine Situation, wo ich sie festhalten musste, bis sie sich beruhigte. Dieses Festhalten hat nichts mit der von Jirina Prekop benannten „Festhaltetherapie“ zu tun. Ich sehe es eher als Suche nach verlässlichen Grenzen an und die sicherste Grenze war erstmals der Mutterleib. So verkroch sie sich erst in mich und baute später mit Decken und Matratzen Höhlen, die Geborgenheit vermittelten. Über dieses Tun stellten wir nonverbal einen Kontakt her, traten in Beziehung und begegneten uns. Ich mit der stillen Bitte, mir zu zeigen, wohin ich sie begleiten dürfe und sie mit der Frage, ob ich verlässlich sei und sie verstehen werde.

Ich wurde als Bindungsfigur immer wieder neuen Prüfungen unterzogen, zu oft war Maria verletzt worden. Schon bald erweiterte sie ihre Grenzen und testete auch hier wieder, ob ich gut auf sie aufpassen konnte. Sei es, dass sie über das Ende der Stunde mit mir verhandelte, sie beim Spielen mogelte oder ihre Welt aufbaute, die ich zunächst nicht betreten durfte. Ich musste Demut zeigen, verlieren können, müde sein dürfen, verwirrt, ängstlich oder zornig sein und für sie so zum Spiegel werden. Ihre Frage schien:

„Wie siehst du aus, wenn du solche Gefühle hast?
Was machst du dann?“

So wie ich einmal wirklich sauer darauf reagierte, als ihr Vater sie mal wieder mit großer Verspätung brachte und behauptete, seine Tochter habe die Stunde vergessen, strahlte mich Maria an. Sie merkte, wie richtig ihre Gefühle waren. Auch sie empfand Wut, wir vermochten das Gefühl miteinander zu teilen.

Wirklichkeit miteinander teilen, Lösungen finden

Sie erzählte immer mehr von daheim. Die geschilderten Geschichten waren ziemlich problematisch, zumal ich oft in die Zwickmühle kam. Wenn Maria von Schlägen berichtete, die nicht mehr tragbar waren, kam die Frage auf, ob ich handeln musste und wenn ja, wie? Ich teilte meine Einschätzung Maria offen mit und auch meinen Wunsch, sie nicht in dieser Situation lassen zu wollen. Sie bat mich, nichts zu unternehmen, weil sie Angst hatte, ihren Papa oder die Mama oder beide zu verlieren. Wir einigten uns auf einen Notfallplan, indem wir alle möglichen Situationen durchspielten und Lösungswege suchten. Meine Einschätzung der Situation schien für sie sehr hilfreich zu sein. Die Bitte stand im Raum:

„Hilf mir die Realität zu verstehen.“

• • •

Die war so verwirrend, dass auch ich mich damit schwertat. So betrachteten wir, welche Bereiche vielleicht sogar Freude bereiteten, was jetzt besser war als vorher. Es überraschte Maria, als sie ihren „Befindlichkeitskuchen“ mit Papa und Mama malte und feststellte, dass nur ein ganz kleines Stück Kuchen belastet war. Viele ihrer Geschichten handelten von den früheren Prügelszenen ihrer Eltern. In ihrem Erleben fanden sie im „Jetzt“ statt.

Nun hatte sie genug Sicherheit und Halt in sich, dass wir das gemeinsam bearbeiten konnten. Zum Teil in der Fantasie und zum Teil in der Realität suchten und fanden wir sichere Plätze und Handlungsmöglichkeiten, immer mit dem Ziel, die Kontrolle für sich zu behalten und Hilfe zu finden.

Es war eine Gratwanderung.
Konnte ich Maria so weit stabilisieren, ihr Selbstbewusstsein so aufbauen, dass sie aus der Opferrolle herauskam? Dann würde sich entweder die Situation daheim für sie zum Positiven ändern oder sie in der Lage sein, vom Vater wegzugehen.

Vor allem aber ging es um den Schutz des Kindes,
wie lange durfte ich zusehen?

Im Nachhinein war ich froh, mit Maria gemeinsam einen Weg gesucht und gefunden zu haben, von dem wir beide nicht wussten, ob es ihn überhaupt gibt.

Lisas Reise ins „Phantasialand“

Das junge Mädchen kam im Alter von 15 Jahren zu mir. Sie war eine sehr intelligente, gute Schülerin und besuchte das Gymnasium. Ihre Noten bewegten sich überwiegend im Einser-Bereich. Sie war sprachlich sehr begabt und lernte neben Englisch und Französisch auch noch Spanisch und Russisch. Außerdem liebte sie Sport, sie radelte viel, war als gute Schwimmerin bei der Wasserwacht und spielte im Verein Tischtennis.

Der Vorstellungsgrund waren Panikattacken und Phobien gegen kleine Tiere. Lisa zog sich immer weiter zurück, wagte kaum mehr, aus dem Haus zu gehen, nahm an ihren sportlichen Aktivitäten nicht mehr teil und verlor so nach und nach auch ihre Freundinnen. Als sie sich dann weigerte, weiter in die Schule zu gehen, weil ihr auf dem Schulweg irgendwelche kleinen Tiere begegnen könnten, brachte sie die Mutter zu mir.

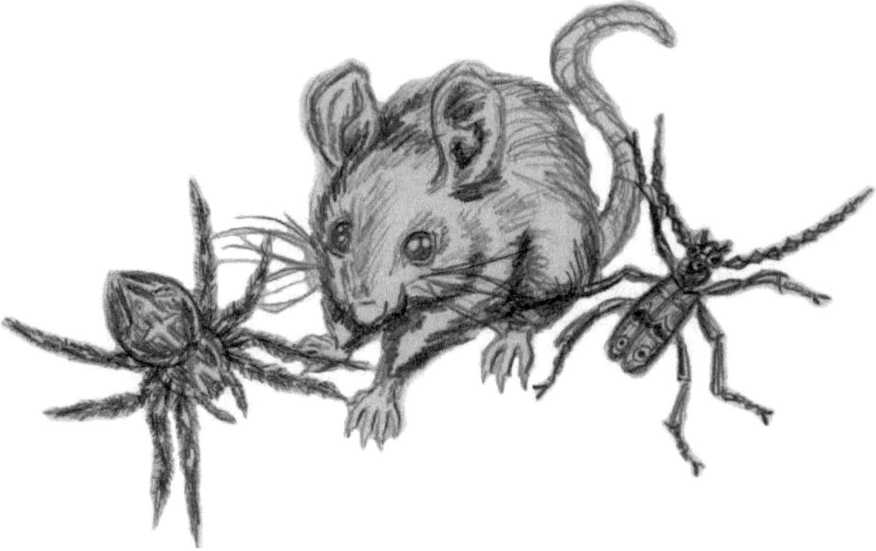

Zur Familiengeschichte erzählte mir ihre Mutter:
Lisa war die Älteste von vier Geschwistern und das einzige Mädchen. Sie wurde in einen großen Familienverbund hineingeboren, wo alle Großeltern mütterlicher- und väterlicherseits mit im Haus lebten. Seit sie auf der Welt war, war mindestens ein Großelternteil pflegebedürftig und wurde von der Mutter, später auch von dem Mädchen, gepflegt. So pflegten beide „Frauen" die alten Eltern, bis diese starben. Lisas Symptome traten kurz nach dem Tod des Großvaters auf, der als Letzter der Großeltern verstarb.

Lisa wollte die Arbeit bei mir alleine machen.

Ihr Auftrag an mich:
Wieder Kontakt zu ihren Freundinnen zu bekommen und mit ihrer Angst und phobischen Reaktionen umgehen lernen. Am Anfang ließ ich Lisa ihr inneres Bild von ihrer Familie mit kleinen Püppchen stellen, einmal so, wie sie es täglich erlebte und einmal wie es sich veränderte, wenn sie ihre Symptome (Angst, Phobie) zeigte. Die Jugendliche war über das Ergebnis sehr überrascht, zeigte es doch, dass die Kontakte in der Familie durch ihr besonderes Verhalten deutlich zunahmen. Die Familie rückte zusammen, kümmerte sich um sie und selbst der Vater zeigte Interesse.

Zu einem späteren Zeitpunkt bat ich Lisa, mir ein Bild mit ihren Ängsten und Phobien zu malen und ein Bild bezüglich ihres gewünschten Zielzustandes. Während sie mit großer Hingabe und Begeisterung an ihrem „Angstbild" malte, entstand ein sehr düster aussehendes Wunschbild.

Ein weiteres Bild von ihr, was in den ersten Stunden entstand, zeigte Folgendes: Auf dem Bild war es Frühling, es gab viele Blumen, Bäume und Schmetterlinge, außerdem einen Elefanten.

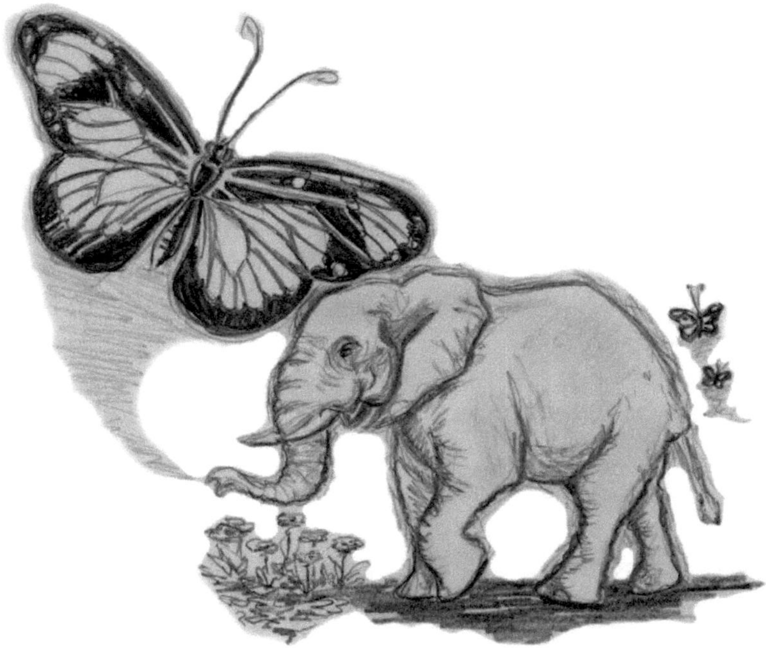

Sie erzählte mir die Geschichte von ihrem Elefanten. Das Tier sei sehr stark, habe viel Energie, sei aber sehr alleine. Die Eltern hätten den Elefanten weggeschickt und viele Pflanzen ausgerissen. (Das klang nicht bedrückt, als sie es erzählte.) Auf dem Bild gab es viele sehr kleine Tiere wie Mäuse, Käfer, Schlangen usw., ohne dass Lisa Angst davor bekommen hatte. Wir unterhielten uns über das Bild und ich fragte sie, was denn der Elefant jetzt mache, wenn er so unterwegs sei und was er so alles erlebe. Sie meinte, er würde viele andere Tiere treffen. Als ich dann fragte, ob er sich immer noch alleine fühle, verneinte sie.

Sie schien selber überrascht zu sein, wie gut es dem Elefanten ging und auch darüber, dass ihr die vielen kleinen Tiere gar nichts ausmachten.

• • •

Den Rest der Stunde spielten wir „Das verrückte Labyrinth der Meister“, worin natürlich Lisa haushoch gewann. In den nächsten Stunden suchte sie sich die Märchen „Die Prinzessin, die ihren Namen vergaß“ und „Johanna“ aus. Beide Märchen haben als Protagonistin ein Mädchen, das oft alleine ist. Bei der ersten Geschichte sind die Eltern König und Königin und derart mit Regieren des Landes beschäftigt, dass sie ihre Tochter immer seltener sehen und beim Namen nennen. Da das Mädchen seinen Namen nicht mehr ausgesprochen hört, beginnt es, ihn zu vergessen.

„Johanna“ ist ein kleiner Pinguin, der kleiner als alle anderen ist und sich dadurch ausgeschlossen fühlt. Das Pinguinmädchen hat jedoch eine besondere Gabe, denn sie kann viel weiter tauchen und schwimmen, als alle anderen Pinguine. Eines Tages taucht sie tiefer als je zuvor und findet auf dem Meeresgrund eine sprechende alte Muschel, die ihre Freundin wird.

Lisa erzählte, dass sie sich zu Hause oft alleine und verlassen fühle und das Gefühl habe, der Mama nichts recht machen zu können. Der Papa habe nie Zeit, und wenn, dann würde er die mit den Brüdern verbringen. Wir stellten Parallelen zu den Märchen her und schauten, wie die Darsteller in der Geschichte für sich eine Lösung fanden. Das Mädchen durfte das Märchenbuch von Hans-Curt Flemming: „Die Blätter vom fliegenden Märchenbuch“ mit nach Hause nehmen, um die restlichen Geschichten auch noch zu lesen.

In den folgenden Stunden baute Lisa eine Marionette, malte Bilder, spielte mit mir „Reden, Fühlen, Handeln“ oder entwickelte Rollenspiele mit meinen Marionetten. Sie erfand ständig neue Geschichten.

Als ihre Marionette fertig war - sie hieß „Paulinchen“ - erzählte sie diese Geschichte dazu:

Paulinchen machte sich auf in die weite Welt und reiste in das Land „Phantasia“. Dort erlebte sie viele Abenteuer. Sie fand Freunde und hatte auf allen Reisen einen weisen Berater, der ihr immer hilfreich zur Seite stand.

In den kommenden Stunden wurden die Geschichten verändert; Landschaften gestaltet, es entstanden immer neue Bühnenbilder, zum Teil gemalt oder aus Sperrholz gezimmert. Wir improvisierten aus Pappe, gestalteten mit Kissen oder sammelten Steine, Äste, Blumen und andere Naturmaterialien. Mit Hilfe von Märchenwolle entstanden Flüsse, Seen oder Wüsten. Die Tiere aus meinem Spielezoo waren die Statisten. Mitunter waren alle meine Handpuppen oder Marionetten für ein Spiel im Einsatz und Lisa führte die Regie. Sie teile die Rollen ein und gab die Texte vor. Sie hatte von mir ein schön eingebundenes Heft geschenkt bekommen, in welchem sie ihre Ideen aufschrieb.

Die Hauptfigur in ihren Spielen war natürlich das Paulinchen, zusammen mit dem Zauberer Merlin (Marionette) als weiser Führer. Eine große Hexe (Handpuppe) wurde einmal als böse und gefährliche, einmal als gute und helfende Hexe eingesetzt. Der Drache Fufu (Handpuppe) wurde als Transportmittel genutzt, um das Land „Phantasia“ zu bereisen. Der schwarze Rabe (Handpuppe) war der Botschafter, den Paulinchen aussenden konnte, um Informationen zu erhalten. Das Feuer (Marionette) half, den Figuren Wärme zu spenden, und brachte auch Gefahr durch eine große Feuersbrunst, die es zu löschen galt. Hier half mal die Hexe, die es regnen ließ oder der Drache, der das Feuer ausblies. In Anlehnung an „Die kleine Hexe“ von O. Preußler klappte das mit dem Regen natürlich nicht gleich, sondern es regnete zuerst Frösche. Das war aber nicht weiter schlimm, weil die Frösche zur Leibspeise des Drachen gemacht wurden.

• • •

Dadurch war dieser so gestärkt, dass er das Feuer ausblasen konnte. Als Paulinchen sich im Spiel verliebte und bald auch heiratete, kam das Ende der Therapie heran. In der Realität hatte Lisa Freundinnen gefunden, ging vermehrt wieder ihren alten sportlichen Aktivitäten nach und hatte keine Zeit mehr, zu mir zu kommen.

Lisa hatte sich zum Abschluss der Therapie gewünscht, ein Puppenspiel vor ihrer Familie zu spielen. Die Geschichte, die sie sich dafür ausdachte, war in Kurzform ihre Entwicklung in der Therapie:

Paulinchen war von den Eltern verlassen worden und musste hinaus in die weite Welt. Sie fürchtete sich sehr und verirrte sich zuerst im tiefen Wald. Ganz verzweifelt saß sie am Boden, als ein schwarzer Rabe kam und nach ihrer Not fragte. Der brachte sie dann zu einer Hütte, in der ein weiser Mann, der Zauberer Merlin, lebte. Er sagte, er könne ihr helfen, aber sie müsse eine weite Reise antreten. Nachdem sie einwilligte, führte er sie in eine nahe Höhle, in der der Drache Fufu lebte. Zuerst fürchtete sich Paulinchen sehr, doch als der Drache sie freundlich ansah, trat sie näher.

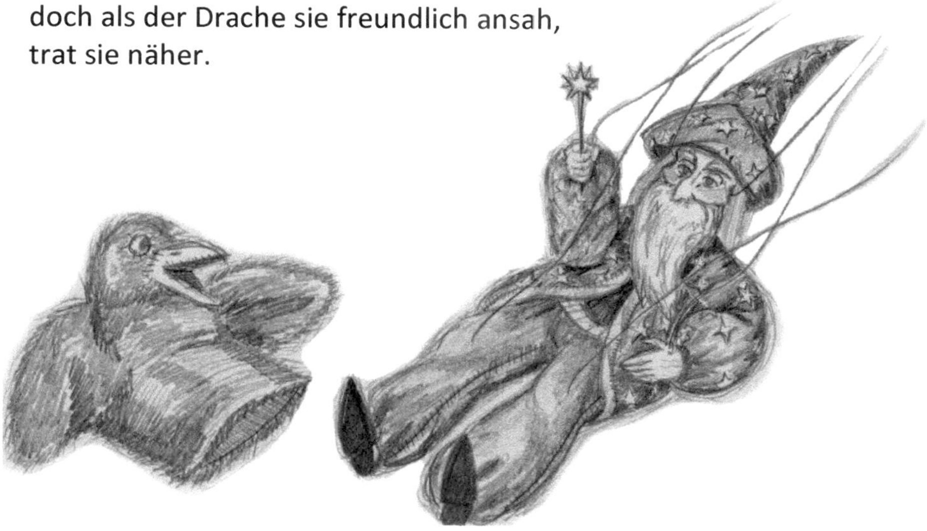

Merlin erklärte ihr, dass Fufu sie nun überall hinbringen könne, wohin sie wolle. Sie wollte nach „Phantasia“, wo sie viele gefährliche Abenteuer miteinander bestanden. Am Schluss verliebte sie sich in einen jungen Mann und heiratete ihn.

Die Familie war von ihrer Darstellung begeistert und zollte ihr kräftigen Beifall. Vor allem die selbst gebaute Marionette und die Kulissen wurden vom Vater und den Brüdern bewundert. Sie hatten so viel Geschick der Tochter und Schwester nicht zugetraut. Lisa hatte sich entwickelt, ihre Rolle in der Familie und ihren Platz im Leben wiedergefunden.

Die Therapie hatte insgesamt 30 Stunden gedauert.

Der Nutzen von Panikattacken und Phobien

Ich hatte Lisa am Anfang der Therapie gebeten, mir ihre Situation mit kleinen Püppchen zu stellen, und zwar einmal mit ihren Symptomen und einmal ohne. Daraus erkannte die Jugendliche, dass sie durch ihre Symptome Aufmerksamkeit von ihren Eltern bekam. Die Familie rückte zusammen, Lisa fühlte sich dabei von ihrem Vater gesehen und hatte auch die Möglichkeit sich gegenüber ihren Brüdern abzugrenzen.

Was war geschehen?

Bisher hatten die weiblichen Mitglieder der Familie „gepflegt“. Dies war ihre Rolle, über die sie sich definierten und über die sie auch Selbstwert bekamen. Gleichzeitig wurde durch die Pflege der Kontakt untereinander bestimmt und der Tagesablauf der Familie geprägt. Mit dem Tod des Großvaters entstand zunächst eine große Leere und die Familie trauerte. Wie in so vielen Familien taten sie dies nicht miteinander, sondern jeder für sich.

Da die Pflege des Großvaters die Berührungspunkte bestimmt hatte, gab es nun tatsächlich kaum mehr Kontakt. Es gab ja keine Notwendigkeit mehr dazu!

Lisa und ihre Mutter verloren darüber hinaus ihre Rollen und das Mädchen fühlte sich in der veränderten Situation alleine und verlassen. Durch ihre Ängste versuchte sie, wieder Nähe und Beziehungen herzustellen, was ihr ja auch gelang. Nachdem ihr das bewusst geworden war, konnten wir andere Möglichkeiten erarbeiten. In einem gemeinsamen Gespräch mit der Mutter wurden die Themen angesprochen und die Basis für eine verbesserte Beziehung zwischen beiden geschaffen.

Ein weiteres, bisher nicht angesprochenes Thema tat sich mit dem „Elefantenbild" auf. Es zeigte sehr deutlich das Entwicklungsthema einer 15-Jährigen. Es war an der Zeit, erwachsen zu werden und sich in die Welt aufzumachen, Erfahrungen zu sammeln und irgendwann die Familie zu verlassen. Doch dieses Thema beinhaltete für Lisa eine Zwickmühle:

Ihr Leben bestand bisher aus „sich um andere kümmern", damit die Familie „funktionierte". Eine andere Rolle kannte Lisa nicht, außerdem hatte sie Angst, die Mutter zu verlassen. Diese hatte mit dem veränderten Zustand auch zu kämpfen, litt an Erschöpfung und Depressionen. Also kümmerte und sorgte Lisa sich um die Mutter, was sie daran hinderte, in ihr eigenes Leben zu gehen, aber Sicherheit vermittelte, da es ein bekanntes Muster darstellte.

Eine weitere Hypothese hatte ich noch im Kopf:

Nimmt ein Kind die Entwicklungsaufgabe der Pubertät nicht an, kann es sein, dass es in sich ein Defizit verspürt.

Es glaubt, nicht genug bekommen zu haben, und hofft, jetzt endlich das zu erhalten, was ihm noch fehlt. Würde es jetzt erwachsen werden, müsste es die Familie verlassen und mit dem Defizit leben. Lisa hatte viel gegeben und für sich selber zu wenig bekommen. Dies darf und soll nicht als Vorwurf gegen die Eltern verstanden werden. Die Pflege von Angehörigen erfordert so viel Kraft, dass für den Einzelnen kaum mehr etwas übrig bleibt. Das System ordnet sich den Notwendigkeiten unter und funktioniert unter anderen Voraussetzungen.

Entwicklungsaufgaben der Pubertät

Dieses „jetzt noch etwas nachholen wollen" war bei Lisa deutlich zu spüren und wurde in ihrem Bild angesprochen, gleichzeitig aber auch der Wunsch, sich ihrem Alter entsprechend zu entwickeln.

Einen großen Rahmen nahmen bei der Jugendlichen die Märchen und Rollenspiele ein. Mit Hilfe der Geschichte „Die Prinzessin, die ihren Namen vergaß" betrauerte sie alles, was sie nicht bekommen hatte und bekam gleichzeitig Ideen, was sie für sich selber tun konnte. Im Märchen „Johanna" ging es um Ressourcen, die Lisa auch für sich entdecken musste, aber auch um Ablösung und Neubeginn. Beides sind die wesentlichen Entwicklungsaufgaben in der Pubertät. Diese Entwicklungsstufe stellt für die jungen Menschen eine ziemliche Krise dar. Nichts ist mehr so, wie es war, der Körper verändert sich schnell, die Zeit der Kindheit ist vorbei, die sexuelle Entwicklung ist nicht mehr aufzuhalten und es gilt, all diese Veränderungen zu verarbeiten und zu integrieren. Oft erleben die Kinder den Verlust des kindlichen Körpers und der kindlichen Vorstellungswelt als sehr schmerzlich und reagieren mit Trauer oder auch Wut. Die Zukunft ist ungewiss und löst mitunter Angst aus. Bei Lisa traf nun die instabile Zeit der Pubertät mit der massiv veränderten Situation in der Familie zusammen.

Wer bot ihr Reibungsfläche, mit wem sollte sie diskutieren?
Wer spiegelte sie und half ihr damit,
sich selber besser wahrzunehmen?

In der momentanen Familiensituation schien dies nicht möglich, daher war es gut, dass sich das Mädchen außerhalb der Familie Hilfe gesucht hatte. Durch das Spiel „Reden, Fühlen, Handeln" versuchte sie, Klarheit über ihre Gefühlswelt zu bekommen, dabei diente ich ihr als Modell. Sie beobachtete sehr genau, wie ich die Aufgaben meisterte, wo ich passen musste, mich hilflos fühlte und nicht wusste, wie die Aufgabe zu lösen war. Wir diskutierten oft über Gefühle und spielten viele verschiedene Regelspiele, wobei es sehr lebhaft zuging.

Wie herrlich kann man schimpfen, wenn man zum x-ten Mal verloren hatte und nur als Kartenhalter diente! Oder wie gut fühlte man sich nach einem anstrengenden Strategiespiel, das man dank guter Überlegung gewonnen hatte!

Rollenspiele mit Marionetten

Nachdem Lisa zunehmend sicherer geworden war, machte sie sich an das Bauen von Marionetten. Es entstand ihre eigene Figur, das „Paulinchen".

Die Entscheidung, ob ein Kind nun eine Handpuppe oder Marionette baut, obliegt dem Kind oder Jugendlichen. Beides können sie vorher ausprobieren, da sowohl Handpuppen als auch Marionetten zu meinem Material in der Praxis gehören. Mit der Schöpfung einer eigenen Puppe wird auch immer das eigene Wesen mitgestaltet. Es beginnt schon beim Aussuchen des Rohlings für den Kopf. Aus Styrodur werden individuelle Kopfformen und Größen ausgeschnitten und dann von den Kindern oder Jugendlichen mit Holzmodelliermasse verkleidet.

Es überrascht mich immer wieder, wie die gewählte Form dem eigenen Kopf ähnelt. So war es auch bei Paulinchen, sie glich ihrer Schöpferin schon sehr und half Lisa in den folgenden Stunden Unbewusstes, Ängstigendes oder Trauriges darzustellen, zu verändern, von verschiedenen Seiten zu betrachten und für sich Neues auszuprobieren.

Im Puppenspiel ist es einfach, mit den Gegensätzen des Lebens umgehen zu lernen. Gutes kann auch Böse sein, Trauer lässt sich in Glück verwandeln, droht Gefahr, finden sich Helfer in der Not und brauche ich einen beschützenden Ort, so kann ich den selber gestalten.

Während dieser Zeit entdeckte Lisa ganz nebenbei ungeahnte Fähigkeiten, Geschichten zu schreiben, Bilder zu malen und ganze Szenenbilder zu erschaffen.

Als Abschluss der Therapie hatte sich Lisa gewünscht, ein Puppenspiel vor ihrer Familie aufzuführen. Die Geschichte wurde von mir auf Video aufgezeichnet und ihr als Abschiedsgeschenk mitgegeben.

Julian und das helle Licht (Heilung mit Homöopathie) von Ingrid Kern-Minckwitz

Eigentlich war es nur ein kleiner Eingriff, dem sich der 5-jährige Julian im Sommer vor der Einschulung unterziehen sollte. Die Mandeln und die Polypen entfernen, was war das schon, glaubten die Eltern und begleiteten ihren Sohn in die Klinik. Ganz fest versprachen sie ihm, dass er sie gleich beim Aufwachen nach dem Eingriff sehen werde, sie ihn trösten und in die Arme nehmen würden.

Doch es kam ganz anders.

Sie standen zwar vor der Tür zum OP, um ihren Sohn nach dem überstandenen Eingriff in den Aufwachraum zu begleiten. Doch der Kleine hatte es besonders eilig und erwachte noch im OP-Saal, total geschockt ob des hellen Lichtes über ihm und den heftigen Schmerzen in der Nase und im Rachen. Und da auch seine Eltern nicht bei ihm waren, wie versprochen, schrie er aus Leibeskräften seinen Schreck und seine Schmerzen aus sich heraus.

Ganz verstört hörten seine Eltern ihn brüllen und wollten ihm zu Hilfe eilen, durften dies aber nicht, da der OP-Saal Sperrgebiet für nichtärztliche Personen war. Himmel und Hölle in Bewegung setzend, erreichten sie schließlich, dass er in den Aufwachraum geschoben wurde und dort endlich in ihre beruhigende Nähe kam. Lange brauchte der kleine Julian, bis er ihren Beteuerungen, dass sie nur nicht da waren, weil er noch im OP erwacht war, glauben konnte und sich beruhigte. Alle weinten vor Kummer und gingen nach einem Tag Erholung nach Hause, nicht ahnend, dass dies noch nicht das Ende des kleinen Eingriffs war.

Zu Hause erholte sich Julian rasch und fand auch wieder zu seiner alten Fröhlichkeit zurück, nur eine Spur ruhiger, wie den Eltern erschien – und manches Mal überraschend aufbrausend. Julian kam im Herbst in die Schule, ohne seine sonst so verstopfte Nase und die dauernd vereiterten Mandeln, die ihn im Kindergarten oft von seinen Freunden ferngehalten und ans Haus gebunden hatten, wo er doch so gerne Fußball spielen gegangen wäre. Das Lernen machte ihm Spaß, auch die Lehrerin mochte er und viele Freunde vom Kindergarten waren mit ihm in die gleiche Klasse gekommen. Soweit war alles gut, dachten die Eltern und freuten sich, nun auch den zweiten Sohn in der Schule zu haben. Doch wie aus heiterem Himmel, so schien es, bekam der Junge nach vier Monaten Schule plötzlich in der Nacht einen Anfall, den die Ärzte im Krankenhaus, in das ihn die Eltern in Panik fuhren, als einen epileptischen Anfall diagnostizierten.

Am Nachmittag davor hatte Julian über eine „komische Taubheit“, wie „gelähmt“, im rechten Arm geklagt, später über heftige Kopfschmerzen. Er erwachte in der Nacht wimmernd mit verdrehten Augen und war nicht ansprechbar. Nach etlichen Minuten, bereits auf dem Weg ins Krankenhaus, war er wieder ansprechbar, konnte sich aber an nichts erinnern und war nur noch todmüde. Die Ärzte gaben ein Mittel, das krampflösend wirkte, erklärten den Eltern, worum es sich handle und meinten, wenn sich diese Anfälle wiederholen oder häufen würden, müsse Julian auf ein antiepileptisches Medikament eingestellt werden. Sie nannten auch den Namen des Mittels, schickten das Kind und seine Eltern fürs Erste aber nach Hause.

Die Eltern, noch sehr verwirrt, müde und in Sorge um ihren Sohn, setzten sich ans Internet, um mehr über diese Erkrankung und das ihnen genannte Medikament zu erfahren, was nicht gerade zu ihrer Beruhigung beitrug.

Vor allem die Mutter lebte von nun an in ständiger Sorge um ihren Jüngsten und mochte ihn ohne ihre Begleitung fast nicht mehr zur Schule, geschweige denn zu seinen Freunden lassen. Leider sollten ihre Ängste wahr werden. Bereits nach zwei Monaten berichtete Julian erneut von dieser seltsamen tauben Unbeweglichkeit in seinem rechten Arm und erwachte in der Nacht erneut mit einem Anfall wie beim letzten Mal. Dieses Mal dauerte er allerdings nicht so lange. Noch bevor sie in ein Krankenhaus fahren konnten, war Julian wieder wach, zwar sehr müde, aber voll da. Am nächsten Morgen suchten sie ihren Kinderarzt auf, der den Eltern dasselbe wie die Krankenhausärzte erzählte, was ihnen nun ernstlich Sorge bereitete.

Es folgten noch drei weitere Anfälle dieser Art, bis die Eltern sich zu einer anderen Möglichkeit der Hilfe entschlossen und mich als Homöopathin aufsuchten. Ich wartete am Tag des Termins mit Spannung auf die Geschichte, die ich zu hören bekommen würde ...

Da Homöopathen, ähnlich wie Systemtherapeuten, die ganze Geschichte eines Menschen in seinem Kontext betrachten müssen, um zu einer passenden Arznei zu gelangen, versuchte ich, die Umstände der Anfälle und ihre eventuellen Auslöser zu erforschen. Was dabei zutage kam, ließ bald den Bezug zum traumatischen OP-Erlebnis erkennen.

Zwei Tage vor dem ersten Anfall war Julian mit anderen Kindern beim Schlittenfahren gewesen. Und wie es das Schicksal wollte, fuhr ihm versehentlich ein anderes Kind mit dem Schlitten ins Gesicht. Geschehen war fast nichts, außer dass sich Julian sehr erschreckte, heftig schrie und ein paar blaue Flecken davon trug. Zwei Nächte später allerdings erbrach Julian mitten in der Nacht, ohne sich erkältet oder andere Anzeichen wie Bauchweh zu haben.

Er klagte über plötzliche Sehschwäche und einen seltsam schlaff hängenden Arm. Dann fing er an zu lallen, alle Glieder wurden kraftlos, er verdrehte die Augen nach rechts, auch den Kopf und plötzlich kippte er weg. Die Hände waren eiskalt und er zitterte. Erst auf dem Weg ins Krankenhaus wachte er auf und war sehr müde.

Am folgenden Tag vor dem nächsten Anfall bekam Julian während einer Rangelei in der Schule einen heftigen Hieb in den Bauch, der ihm den Atem nahm. Die weiteren drei Anfälle ereigneten sich immer einen Tag nach einer Vorabendserie, die Julian sich neuerdings ansah und bei der es um das Geschehen im Krankenhaus und im OP ging. Weiter stellte sich heraus, dass Julian seit dem damaligen Krankenhausaufenthalt vor allem nachts sehr ängstlich war und am liebsten bei den Eltern schlief, und wenn die das nicht wollten, so zumindest mit Licht im Zimmer oder im Flur. Ansonsten machte ihm helles Licht schwer zu schaffen und er versuchte, es zu meiden.

Silvester war er beim Anblick der Raketen extrem erschrocken und klammerte sich ängstlich an seine Eltern, was diese ganz verwirrte, da er bisher Feuerwerke genossen hatte. Auch hatte er plötzlich immer wieder große Lust auf Cola, was in seiner Familie sonst nur ausnahmsweise bei Restaurantbesuchen erlaubt war. Natürlich hatte er sie weiterhin selten bekommen, aber immer wieder danach gefragt und bei Besuchen bei der Oma auch sein Ziel erreicht.

Auch fiel den Eltern auf, dass Julian seit einiger Zeit bei Angriffen von anderen, auch wenn diese spielerisch gemeint waren, heftig bis sehr zornig reagierte, mit Gegenständen durch die Gegend warf und zuschlug, was den Eltern neu war, da sie Julian sonst eher friedlich kannten.

Mit heftiger Wut trampelte er auch gegen Schränke oder sogar gegen seine Eltern, wenn er nicht erreichte, was er unbedingt wollte. Er legte sich gelegentlich heftig mit seinem Bruder an, den er eigentlich sehr gerne mochte, der sein Vorbild war und dem er eifrig nachstrebte.

Zuerst dachten sich die Eltern nicht viel dabei, da sich unter Geschwistern manches immer wieder einmal veränderte. Aber die Heftigkeit, mit den Füßen zu treten, Flüche zu äußern und Grobheiten, die Julian an den Tag legte, erstaunte schon.

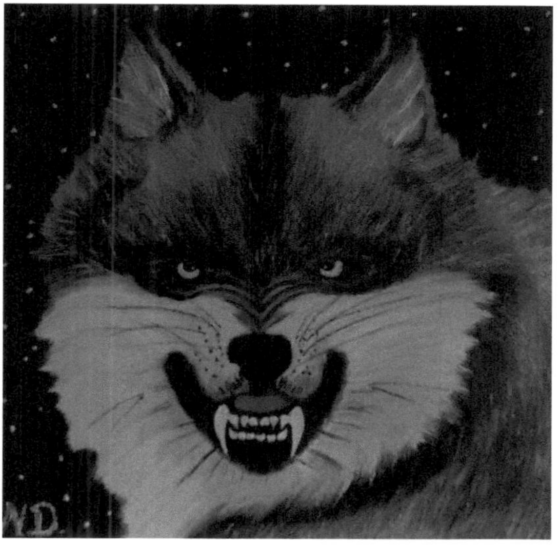

Und im Gegensatz zu seinem neuen Ausrasten hatte er panische Angst vor Hunden, vor allem vor schwarzen. Denen wich er aus, ging ihnen auch auf der anderen Straßenseite aus dem Weg. Oft träumte er von Wölfen oder Füchsen, die ihn angriffen und er fürchtete sie auch am Tag.

Im Großen und Ganzen machte er einen lebendigen Eindruck. Es war schwer vorstellbar, dass dieses Kind, das sich gut beschäftigte und nur hin und wieder nach der Mutter schaute, so ganz anders sein konnte und derartige Ängste hatte. Die Mutter erlebte ich unruhig und ängstlich. Ich spürte hinter ihrer vordergründig beherrschten Art, dass sie innerlich noch viel mehr in Aufruhr um das Geschehen ihres Sohnes war, als sie zeigen wollte.

Der Vater war bei der Konsultation dabei und zeigte sich eher besonnen, obwohl auch er sich Sorgen machte.

Während ich noch weitere Symptome rund um die damalige Situation und speziell um Julian abfragte, kam ich zu dem Schluss, dass er vermutlich seine traumatische Erfahrung damals im OP mit den Anfällen auf der körperlichen Ebene zu kompensieren versuchte. Ich bat Julian und die Eltern, ihm vorläufig die Krankenhausserie im Fernsehen nicht mehr anzutun. Ferner verabreichte ich ihm ein homöopathisches Mittel, welches die Gesamtsymptomatik von Julian als Signatur zum Thema hatte.

Wir konnten natürlich keine Rempeleien in der Schule verhindern, machten Julian aber aufmerksam auf seine spezielle Problematik und baten ihn, selbst mitzuhelfen, dass sich diese Anfälle nicht wiederholten. Er war sehr verständig und hatte nach der Erklärung, was bei ihm vermutlich alles ablief, selbst kein Interesse mehr an der Fernsehserie, sagte, er spiele sowieso viel lieber Fußball.

Er bekam alle zwei Tage für sieben Einnahmen ein homöopathisches Mittel in einer LM-Potenz. Danach bat ich die Eltern um einen Anruf. Erst ging alles gut, bis Julian von einem Schulkameraden an einen Baum geschubst wurde, an den er mit dem Kopf knallte. Die Lehrerin war inzwischen von Julians Besonderheit unterrichtet worden und gab ihm sofort, nachdem sie von dem Unfall erfahren hatte, ein von mir für solche Fälle mitgegebenes Akutmittel. Tatsächlich erbrach Julian eine Weile darauf, fühlte sich „komisch“ im Kopf und wurde sehr müde. Die Lehrerin ließ ihn von der Schule abholen. Er schlief sich zu Hause aus und danach war er wieder fit. Die Eltern meinten, er habe also noch immer diese für Jungs „normale“ Unfallneigung. Ich dachte da anders und bat sie, ihn weiter zu beobachten.

• • •

In den nächsten Monaten reagierte er tatsächlich ruhiger, ging solchen Streitereien mehr aus dem Weg und prügelte sich immer weniger. Seine Aggressionen nahmen ab, er schlug weniger zu, schrie eher mal. Dafür träumte er immer noch heftig von Füchsen und Wölfen.

Er fragte die Mama ständig, ob sie auch bestimmt sicher sei, dass in ihre Wohnung kein Fuchs kommen könne. Er traute sich im Dunklen nirgendwo hin, wollte immer jemanden als Begleiter haben und in allen Zimmern sollte Licht brennen, aber nicht zu hell. Ich sagte den Eltern, dass sie bei allem, was er tat, sehr aufmerksam sein sollten. Seine Wünsche nach dezentem Licht sollten erlaubt werden, da Julian in dieser Verarbeitungsphase genau spüre, was er brauche.

Nach einem Monat, in dem er oft unruhig schlief, heftig träumte, der Wolf und der Fuchs ständige Begleiter in seinen Träumen waren, drehte sich der Zustand dank der anhaltenden Einnahme. Julian brauchte kein Licht mehr und die Füchse und Wölfe bedrängten ihn weder in seinen Träumen noch fürchtete er sie in der Nähe des Hauses. Er wurde spürbar ruhiger, prügelte sich nicht mehr, spielte Fußball, ohne dauernd in Unfälle verwickelt zu werden. Es gab keinen weiteren Zwischenfall mehr und nach einem weiteren Monat entspannten sich auch die Eltern. Die Mutter konnte es noch kaum glauben. Sie beobachtete ihren Sohn weiter, bemerkte aber auch das veränderte Verhalten und schöpfte Hoffnung.

Ein halbes Jahr ging ins Land und Julian bekam keinen weiteren Anfall mehr. Er träumte nicht mehr, wollte aber nach wie vor keine Sendung im Fernsehen ansehen, in der es um OPs mit hellem Licht ging. Er lebte ansonsten aber völlig normal und ohne weitere Störungen, ein fröhlicher Lauser eben, der ein schweres Trauma auf homöopathischem Weg überstanden hatte.

Inzwischen kann er im Fernsehen fast alles wieder ohne Folgen ansehen, nur Krankenhausfilme interessieren ihn nicht mehr. Er hat über ein Jahr keine Anfälle mehr bekommen und denkt wie seine Eltern kaum noch daran.

Und ich freue mich mit dem Jungen und den Eltern über diese gelungene Auflösung eines großen Schreckens.

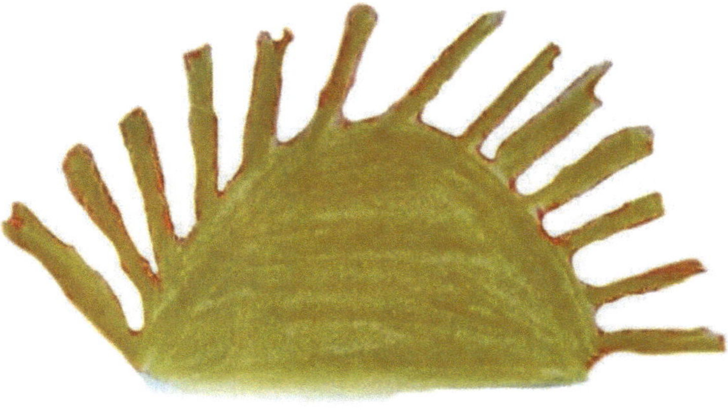

Kleiner Exkurs in die Welt der Osteopathie

Traumabehandlung bei Kindern von Martina Scholz

Die Osteopathie ist eine ganzheitliche Heilmethode ohne Medikamente und Instrumente, die bemüht ist, nicht nur Symptome des Körpers, sondern deren Ursachen aufzuspüren und sie zu beseitigen.

Der Osteopath behandelt keine Krankheiten, sondern den Menschen in seiner Ganzheitlichkeit. Er spürt nur mit seinen Händen knöcherne Blockaden, Spannungen und Gewebeverklebungen, die den Körper behindern können, frei beweglich zu funktionieren.

Die vier Grundprinzipien

1. Körperstruktur bestimmt die Funktion

Geht es der gesamten Körperstruktur gut, also dem Körper als Ganzes, funktioniert auch die Mobilität. Bei Narben, zum Beispiel, entstehen oft extreme Gewebeverklebungen bis in die tiefe Unterschicht. Das Bindegewebe verdichtet sich, Wucherungen entstehen, die Struktur verliert seine Geschmeidigkeit und damit die Mobilität. Hat ein Mensch zu viel Stress, kann z. B. die Leber hart und in sich zurückgezogen sein. In diesem Zustand ist eine optimale Funktionsweise nicht gewährleistet und der Mensch kann sich müde und abgeschlagen fühlen.

2. Die Arterien

Die Hauptaufgabe des arteriellen Gefäßsystems besteht darin, den Körper mit sauerstoffreichem Blut und Nährstoffen zu versorgen. Als Beispiel kann man sich einen Gartenschlauch als Synonym für unsere Blutgefäße vorstellen. Wird der Durchfluss durch eine Blockade behindert, wird das Ende des „Schlauches“ nicht oder zu wenig versorgt.

Vor dieser Blockade entsteht ein Stau, ein Ödem.

Auch im Körper kann dieser Prozess ablaufen und somit die Durchblutung und den Stoffwechsel im Gewebe behindern. Eine Blockade in der Schädelbasis oder am Halswirbel kann zum Beispiel eine Durchblutungsstörung der Arterie hervorrufen, was haltungsbedingten Schwindel auslöst.

3. Das „System Körper“ als Funktionseinheit

Unser Körper ist eine Funktionseinheit und die äußere Hülle des Körpers ist die Haut. Aber auch im Körperinneren sind alle Strukturen durch Faszien miteinander verbunden.

Faszien sind feine und zähe Bindegewebshäute, die als Schutzhülle und Anheftungsbänder für Organe dienen, wie z. B. Gehirnhäute und Gelenksbänder. Kann der Körper eine Blockade durch seine Selbstheilungskräfte nicht allein lösen, werden benachbarte Strukturen mit beeinflusst. Es entstehen sogenannte „Kompensationsketten“.

Ein Beispiel:

Die 9-jährige Theresa klagte morgens beim Aufstehen über starke Schmerzen und extreme Bewegungseinschränkung im linken Knie ohne vorausgegangener Verletzung. Bei der Befunderhebung konnte ich keinen ursächlichen Grund der Beschwerden feststellen. Durch die weitere Untersuchung spürte ich eine extreme Verspannung im linken Nierenbereich. Die Patientin erzählte mir, dass sie vor einigen Monaten kurz hintereinander zwei heftige aufsteigende Blasenentzündungen gehabt hatte, die mit Antibiotika behandelt worden waren. Meine Hypothese war, dass aus der Infektion Gewebeverspannungen resultierten und diese über die „Kompensationskette Nierenfaszie-Hüftbeugemuskel-Faszien der Oberschenkelmuskulatur“ auf das Knie wirkte.

Schon nach dem Lösen der Ursache, der Verspannung der linken Nierenfaszie, konnte die Patientin ihr Knie fast vollständig beugen. Am nächsten Tag war sie wieder weitgehend schmerzfrei.

4. System der Selbstheilungskraft

Unter Selbstheilungskräften versteht man die Fähigkeit des Körpers, sich gegen schädliche Einflüsse zu wehren und seinen möglichst optimalen Gesundheitszustand wiederherzustellen. Dazu gehören z. B. das Immunsystem, die Wundheilung und die Anpassung an die Umwelt.

Die Selbstheilungskräfte sichern also die Gesundheit. Sie können dann optimal wirken, wenn der Organismus im „Lot" ist und alle Strukturen frei beweglich sind. Je mehr Blockaden der Körper aufweist, umso mehr Energie muss er aufbringen, um diese zu kompensieren. Kann ich frei laufen, benötige ich weniger Energieaufwand, als wenn mich jemand am Pulli festhält. Auf den Körper bezogen, heißt das:

Je mehr Blockaden, Verklebungen, usw. vorliegen, umso mehr reagiert die Region verlangsamt und braucht wesentlich mehr Energie, bis zu dem Zeitpunkt, bis die Selbstheilungskraft die Störungen nicht mehr allein beheben kann und Symptome auftauchen.

Blockaden entstehen schon im Mutterleib

Schon im Mutterleib können aus Platzmangel beim Baby Blockaden entstehen. Aus diesem Grund wäre es optimal, wenn sich jede Frau vor einer Schwangerschaft osteopathisch behandeln ließe. Dadurch können Fehlstellungen im Becken, wie Beckenschiefstand, etc. behoben werden. Diese Fehlstellungen behindern das „Öffnen" des mütterlichen Beckens, wodurch störende Kräfte auf das wachsende Baby möglich sind.

Immer wieder begegnen mir in der Praxis Kinder mit verformten oder abgeflachten Köpfchen, die von Geburt an bestehen. Auch bei Kaiserschnittkindern kann man dieses Phänomen feststellen, was nicht dem natürlichen Geburtsvorgang zuzuschreiben ist. Diese Verformung muss also schon im Mutterleib entstanden sein.

Die sogenannten „Schreikinder“ fallen auch in dieses Schema. Die Erinnerung an den ständigen Druck auf das Köpfchen müssen, nach meiner Vorstellung, die Kinder wie in einem Schraubstock empfinden.

„Schreibaby“ Paul

Paul wurde mit vier Wochen zu mir in die Praxis gebracht. Er war das dritte Kind der Familie. Die Mutter gab an, dass bei Paul alles anders als bei den ersten beiden Kindern sei. Er schreie ununterbrochen, ließe sich kaum beruhigen, strample viel mit den Beinen, schliefe sehr wenig und spucke große Mengen nach dem Stillen. Außerdem erzählte sie, dass Paul im Mutterleib ein „Sterngucker-Kind“ war, d.h., dass der Kopf extrem nach hinten überstreckt war.

Bevor ich das Kind berührte und mit der Behandlung begann, musste ich zu ihm einen Kontakt herstellen und auch seine Erlaubnis zur Berührung erbitten. Der Blickkontakt zwischen Therapeut und Baby sichert die Interaktion. Zuerst erklärte ich Paul, dass ich sein Schreien verstehe, dass der Druck, den er im Mutterleib zu spüren bekam, für ihn sicher unangenehm war. Dann erklärte ich ihm meine folgenden Schritte. Daraufhin wurde er ganz ruhig und sah mich mit großen Augen an.

Bei der Untersuchung stellte ich enorme Spannungen im gesamten Kopfbereich fest, eine Verkeilung der Stirnknochen und eine Kompression (=Ausübung von Druck auf ein Gewebe) in der Schädelbasis. Dieser Bereich bildet die Durchtrittstellen für wichtige Gehirnnerven, z.B. Nerven, die die Darmtätigkeit regulieren. Außerdem ließ sich durch die Überstreckung des Kopfes auch das Spucken erklären, da hier zur Folge eine Überdehnung der Speiseröhre, des Zwerchfells und des Mageneingangs resultieren konnte.

Bei der zweiten Behandlung eine Woche später erzählte die Mutter, dass Paul nur noch zwei „Schreitage“ gehabt habe.

Die Geburt - vom Wassermilieu in ein Luftmilieu

Heute erkennt man an, dass die traumatischen Einwirkungen vor und während der Geburt die Ursachen für eine Vielzahl von Problemen sein können, die bis ins Erwachsenenalter bestehen bleiben.

Im Mutterleib befindet sich das Kind im Wassermilieu.
Wasser gibt ihm Schutz, Stabilität, Nahrung und Wärme.
Hier empfindet es alles gedämpft, es gibt also keine Reizüberflutung.

Kommt das Baby ins Luftmilieu, muss sich der gesamte Organismus umstellen und selbstständig arbeiten. Bei der Geburt gelangt das Kind aus dem Bauchraum in den Beckeneingang. Der hohe Druck in der Gebärmutter formt den noch weichen Schädel, damit dieser problemlos durch den Geburtskanal passt.

Gibt es in diesem Bereich strukturelle Probleme und steckt das Kind fest, können sich die einzelnen Schädelknochen übereinander schieben, sich verkeilen und die Gehirnhäute verspannen. Beim Wachsen des Gehirns stellt dies eine große Blockade dar, da die sich verkeilten Schädelknochen dem Druck von innen entgegensetzen. Hier gilt wieder das Bild des „Schraubstocks“ und das Kind schreit.

Caroline, Michael und Johannes

Caroline, ein Baby mit Sodbrennen

Mir wurde Caroline vorgestellt, ein drei Monate altes Baby. Die Mutter erzählte, dass der Säugling nach dem Füttern zuerst sehr zufrieden schien. Plötzlich aber fing Caroline aus heiterem Himmel von 0 auf 100 zu schreien an. Sie wälzte sich unruhig von einer Seite zur anderen. Außerdem erwähnte die Mutter, sie habe das Gefühl, als ob Caroline nicht flachliegen möchte.

Meine Frage, ob das Mädchen aus dem Mund roch, bejahte sie. Ich vermutete, dass das Kind an einem „Reflux“ litt, das bedeutete, dass der Mageneingang nicht komplett schloss, Nahrung lief in die Speiseröhre zurück und Caroline hatte Sodbrennen. Leider wird dies selten erkannt, da die Nahrung nicht, wie bei „Spuckkindern“, zurückkommt. Bei der Untersuchung stellte ich Spannungen im Zwerchfell und Mageneingang fest. Außerdem lag eine Kompression in der Schädelbasis vor, das heißt, die nervale Versorgung war beeinträchtigt. Solche Symptome können u. a. auch bei Zangen- und Saugglockengeburten auftreten. Das sind recht heftige Arten, um auf die Welt zu kommen. Durch die verlängerte Geburtsdauer entstehen oft Asymmetrien im Schädelbereich, die durch Zangen oder Saugglocken noch verstärkt werden.

Michael, eine Saugglockengeburt

Michael, acht Jahre alt, war per Saugglocke zur Welt gekommen. Sein Kopfumfang war für das mütterliche Becken zu groß gewesen und steckte fest. Die Geburt dauerte mehrere Stunden und war sehr schwer. Als mir Michael vorgestellt wurde, war das Hauptproblem seine Sprachstörungen, ein extrem offener Biss, d.h. obere und untere Schneidezähne berührten sich nicht.

Auffällig waren außerdem: X-Beine, Senk- / Knick- und Spreizfüße und ein Hohlkreuz.

Bei meiner Untersuchung fand ich einen extrem harten, in allen Bereichen unbeweglichen Schädel und ein Abgleiten im Gelenk zwischen Hinterhauptbein und Keilbein. Außerdem stellte ich Verspannungen im Nackenbereich und im Zwerchfell fest. Alle Körperfaszien waren in einem rigiden Zustand. Durch den extrem offenen Biss und die schweren Artikulationsstörungen war mir zu meiner osteopathischen Behandlung noch ein zahnärztliches Gutachten wichtig.

Der Zahnarzt verordnete eine Aufbissschiene, die den Lippenschluss trainierte. Schon nach einigen Wochen verringerte sich der Abstand zwischen oberen und unteren Schneidezähnen sichtbar. Seither haben sich auch die Sprachstörungen verbessert. Wenn ein so heftiges Geburtstrauma nicht sofort behandelt wird, sondern erst, nachdem sich viele weitere Probleme daraus entwickelt haben, ist eine länger dauernde Behandlung nötig.

Johannes, ein trauriger kleiner Junge

Johannes ging in die erste Klasse der Grundschule, er ging gerne zur Schule und bisher gab es keine Probleme. Die Mutter erzählte, dass ihr Sohn in der Schule plötzlich auffällig still und unkonzentriert sei. Er halte den Stift verkrampft und sein Schriftbild sei unruhig. Da ich die Familie kannte, wusste ich über das seelische Trauma des Jungen Bescheid. Die 61-jährige Oma war schwer an Krebs erkrankt gewesen und innerhalb von drei Monaten verstorben.

Die emotionalen Regionen, die ich behandelte, waren das Brustbein und die Lungen. Sie spiegelten die Traurigkeit wider und der Stress beeinflusste die Atmung. Bei der Arbeit am Kopf lösten sich viele Verspannungen. Johannes schlief bei der Behandlung jedes Mal ein.

Nach zwei Behandlungen hatte er keine Probleme mehr in der Schule.

Vom Kleinkind bis zum Schulkind

Durch Blockaden im gesamten Organismus des Kindes kann man verschiedene Erkrankungen erklären:

- Trink- und Saugstörungen, Erbrechen und Spucken
- Blähungen und Koliken
- Schiefhals und Asymmetrien des Schädels
- Entwicklungsstörungen
- Sprachstörungen
- Wachstumsschmerzen
- Fußdeformitäten
- X- und O-Beine
- Kiefer- und Zahnfehlstellungen
- Kopfschmerzen und Migräne
- Asthma und Krupphusten
- Neurodermitis
- Skoliose
- Bettnässen
- ADS und ADHS
- Lern- und Konzentrationsstörungen
- Mittelohrentzündungen

Mittelohrentzündungen sind sehr schmerzhaft. Sekrete aus dem Mittelohr fließen normalerweise durch die eustachische Röhre in den Rachenraum ab. Werden die Abflüsse durch verschobene Schädelknochen verengt, treten Schwellungen auf und Bakterien finden einen idealen Nährboden.

Da bei der Ausheilung Narben und Verdickungen zurückbleiben, können Mittelohrentzündungen immer häufiger und in immer kürzeren Abständen auftreten.

Die osteopathische Arbeit besteht darin, Störungen im Bereich des Schläfenbeins und Spannungen in den Membranen zu beseitigen, um die Mobilität der Gewebe um die eustachische Röhre wiederherzustellen und somit die Drainage im Mittelohr zu verbessern. Außerdem kann es zu Kompressionen in der Schädelbasis und somit Irritationen des Nervensystems und des Rückenmarks kommen. Das Baby ist unruhig, schreit viel, trinkt und schläft schlecht, hat Blähungen und Bauchschmerzen.

Kaiserschnittgeburt

Bei Gefahr für Mutter und Kind ist sie lebensrettend.
Leider nimmt aber heutzutage die Durchführung eines Wunsch-Kaiserschnittes zu. Vielen Eltern ist nicht bewusst, welche Komplikationen daraus resultieren können.

Der Bauchschnitt und die daraus entstehende Narbe mit ihren Wucherungen können bei der Frau Einfluss auf die Körperhaltung nehmen. Spätere Rückenschmerzen folgen. Außerdem kann es zu Nahteiterungen, Darmverschluss, Entzündungen im Bauchraum, Blutungen durch Gefäßverletzungen, Thrombosen und Lungenembolie bis hin zur Sterilität führen. Beim Neugeborenen können durch den schnellen Wechsel vom Wasser- ins Luftmilieu ebenfalls Schädigungen auftreten. Zum einen muss eine schnelle Anpassung an die Außenwelt erfolgen, d.h. von einem durch die Wehentätigkeit ausgelösten kontrahierten Zustand in einen plötzlich gedehnten Zustand, zum anderen kann auch der manuelle Eingriff des Geburtshelfers, der schnell handeln muss, strukturelle Traumen hervorrufen.

Durch die Zugkräfte kann es im Nackenbereich zu reaktiven Verspannungen und Symmetriestörungen kommen. Erfolgte schon im Mutterleib eine abnormale Lage, hat der Nacken oft beides erfahren: Stauchung und Zerrung.

Ein weiterer Kritikpunkt ist, dass beim Kaiserschnitt, anders als beim vaginalen Geburtsvorgang, das Ausdrücken des Fruchtwassers aus den Lungen fehlt. Diese Kinder müssen in jedem Fall abgesaugt werden, was wiederum Stress und Spannungen im Brustkorb des Kindes auslösen kann.

Die Lebensgeschichte ist entscheidend

Um den richtigen Behandlungsansatz zu finden, sind für den Osteopathen folgende Angaben wichtig:

- Verlauf der Schwangerschaft
- emotionale Traumen der Mutter (Trennungen, Todesfälle)
- Geburtstermin
- Verlauf / Dauer der Geburt
- Komplikationen
- Schrei des Babys
- 1. Eindruck der Mutter
- Stillkind / Flaschenkind / Trinkverhalten
- Schlafrhythmus
- Schreiphasen / Interpretation des Schreiens
- und viele weitere Infos

Nachwort von Martina Scholz

Ich danke Astrid Wiesner, dass sie mir in ihrem Buch „Einblicke in die Kinderseele – Lena und der Walfisch“ Gelegenheit gab, einen Beitrag aus osteopathischer Sicht zu leisten und ich wünsche ihr, dass ihr Buch eine große Anzahl Leser erreicht.

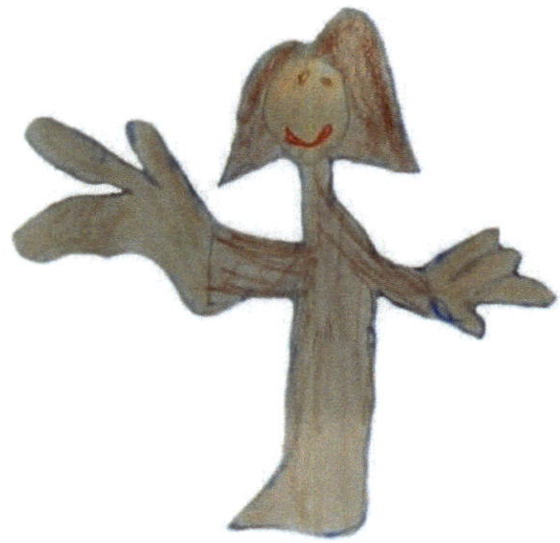

Martina Scholz

Danksagung:

Einen lieben Dank von Herzen an all diejenigen, die bei der Entstehung dieses Werkes mitgewirkt haben. Besonders danken möchte ich meiner lieben Freundin und Kollegin ***Petra Bartoli y Eckert*** für ihre Geduld und konstruktiven Verbesserungen, für die Gespräche, die Mut machten und ohne die dieses Buch nie fertig geworden wäre und für das gelungene Vorwort.

Meiner Schwester ***Ingrid Kern-Minckwitz*** und meiner Freundin ***Martina Scholz*** für ihre wertvollen Beiträge.

Ich freue mich, dass ***Nicoline Drexler*** und ihr Edition Sternsaphir Team neugierig nach dem Buch gefragt haben und es nun in ihrem Verlag herausbringen wollen.

Lieben -lichen Dank dafür!

Quellenangaben Osteopathie:

Birgit Gillemot

„Osteopathie für Kinder"

Südwest Verlag, 2007
ISBN-13:978-3-517-08281-3

Christoph Newiger, Birgit Beinborn

„Osteopathie: So hilft sie Ihrem Kind"

Trias Verlag, 2000
ISBN: 3-89373-545-3

Literaturquellenangaben Hauptwerk:

Ich habe folgende Werke als sehr hilfreich empfunden:

Brisch K.H. / Hellbrügge Th.

„Die Anfänge der Eltern-Kind-Bindung"

Klett-Cotta, 2007

Mrcchen S. Holtz K.L, Trenkle B. (Hrsg.)

„Die Pupille des Bettnässers"

Carl-Auer, 2000

Landgarten Helen B.

„Kunsttherapie als Familientherapie"
- ein klinischer Leitfaden mit Falldarstellungen,

Gerardi Verlag für Kunsttherapie, 1991

Käthy Wüthrich/Gudrun Gauda

„Botschaften der Kinderseele"
- Puppenspiel als Schlüssel zum Verständnis unserer Kinder,

Kösel, 1997

Harms Thomas (Hrsg.)

„Auf die Welt gekommen"
- die neuen Baby-Therapien,

Ulrich Leutner, 2000

Oaklander Violet

„Gastalttherapie mit Kindern und Jugendlichen"

Klett-Cotta, Auflage 1999

Müssig Ricarda **„Familien-Selbst-Bilder“** Gestaltende Verfahren in der Paar- und Familientherapie Ernst Reinhardt Verlag München Basel, 1991	Ainsworth, M. D.S.,M.C. Blegar, E. Waters, S. Wall (1978) **“Patterns of attachment: a psychological study of the strange stituation”** Hillsdale (Erlbaum)
Bowlby J. **„Elternbindung und Persönlichkeitsentwicklung“** - Therapeutische Aspekte der Bindungstheorie, Dexter Verlag - Heidelberg, 1995	Balgo Rolf /Werning Rolf(Hrsg.) **„Lernen und Lernprobleme im systemischen Diskurs”** Borgmann, 2003
Ruland J. **„Krafttiere begleiten dein Leben“** Schirner, 2005	Topel E.M. **„Die Psychotherapie mit Kindern“** Kreuz, 2005
Gregor A. **„Die Sprache der Säuglinge verstehen“** Skript, 2008	Furmann B. **„Es ist nie zu spät, eine glückliche Kindheit zu haben“** Borgmann, 2005
Sautter Ch. **„Wenn die Seele verletzt ist“** -Trauma, Ursachen und Auswirkungen Verlag für systemische Konzepte, 2007	Rotthaus W.(Hrsg.) **„Systemische Kinder- und Jugendlichentherapie“** Carl-Auer, 2005

Burr W.

„Wozu brauchen wir eine systemische Kindertherapie“

In: Rotthaus W. (Hrsg.) Systemische Kinder- und Jugendlichentherapie, Carl-Auer, 2005

Wirl CH.

„Das bedürftige Kind“

In: Rotthaus W. (Hrsg.) Systemische Kinder- und Jugendlichentherapie, Carl-Auer, 2005

Dornes M.

„Die frühe Kindheit. Entwicklungspsychologie der ersten Lebensjahre“

Fischer, 1999

„Der kompetente Säugling“
-Die präverbale Entwicklung des Menschen

Fischer, 1998

Papousek M.

„Vom ersten Schrei zum ersten Wort“
-Anfänge der Sprachentwicklung in der vorsprachlichen Kommunikation

Hans Huber, 2001

Stern D. N.

„Die Lebenserfahrung des Säuglings“

Klett-Cotta, 1998

Frédérick Leboyer

„Geburt ohne Gewalt“

Kösel, 1974

Edition Sternsaphir

Der Verlag Sternsaphir

Der kleine Verlag „Sternsaphir“ wurde im April 2015 in Saldenburg von Nicoline Drexler gegründet. Tochter Nadine arbeitet freiberuflich als Illustratorin für den Verlag und haucht den Geschichten mit ihren zauberhaften Bildern Leben ein.

Der Name „Sternsaphir“ wurde aufgrund der Bedeutung des Edelsteins gewählt, der ein „Stein des Himmels“ ist. Um den Saphir ranken sich viele Mythen und Legenden, so besagt eine davon, dass die Strahlen des Sternsaphirs Hoffnung, Glaube und Schicksal symbolisieren. Es heißt, in Sternsteinen wohnen „Engel des Lichts“, manchmal aber auch Dämonen und Schatten.

Der Saphir steht für Wahrheitsliebe und Weisheit.

Der Verlag Sternsaphir verlegt Bücher, die aus der Reihe tanzen, Herzen berühren, verzaubern, beflügeln, betören, manchmal vielleicht auch verstören - Bücher, die das bunte „Chaos“ des Lebens in allen Farben reflektieren.

„Das Leben soll kein uns gegebener, sondern ein
von uns gemachter Roman sein.“
(Novalis)